聆听·心·声

80份平行病历合辑

主　编　孙亚军　李惠玲　张　红
副主编　杨　静　陶维玲　曾　诚
编　委（按姓名汉语拼音排序）

蔡琴	陈聪	陈莉莉	陈冉	陈思艺
陈小芹	陈阳	戴静雅	范瑞	韩丽娟
杭延凤	胡月	黄明瑶	纪伯梅	纪田颖
季晓威	季怡	金嘉怡	李洁	李琳
李瑞珠	李小艳	刘海娟	刘荣	陆媛艳
吕会	毛鑫琳	浦何玉	浦浓花	钱兰
瞿贇一	芮源泽	邵丹凤	邵镜霖	沈颖
施静逸	石恒	孙雅楠	王迪	王佳颖
王婷	王雅璇	王燕灵	王奕嘉	王英
吴佳音	吴晓婷	吴燕	夏青	谢佳
徐赶豆	徐莹莹	徐悦	杨卉	杨昀
叶萍	尤敏佳	虞红燕	袁陆璐	张陆雨
张琴一	张颖	张缘懿	赵婉婷	周海燕
周亮	朱鸿婷	朱天婵	卓雅云	

北京大学医学出版社

LINGTING XINSHENG——80 FEN PINGXING BINGLI HEJI

图书在版编目（CIP）数据

聆听心声：80 份平行病历合辑 / 孙亚军，李惠玲，

张红主编 . -- 北京 ： 北京大学医学出版社，2025. 1.

ISBN 978-7-5659-3329-5

Ⅰ. R197.323.4-53

中国国家版本馆 CIP 数据核字第 2025WU6565 号

聆听心声——80 份平行病历合辑

主　　编：孙亚军　李惠玲　张　红
出版发行：北京大学医学出版社
地　　址：（100191）北京市海淀区学院路 38 号　北京大学医学部院内
电　　话：发行部 010-82802230；图书邮购 010-82802495
网　　址：http://www.pumpress.com.cn
E - m a i l：booksale@bjmu.edu.cn
印　　刷：北京溢漾印刷有限公司
经　　销：新华书店
责任编辑：赵　欣　　责任校对：靳新强　　责任印制：李　啸
开　　本：787 mm×1092 mm　1/16　　印张：11.75　　字数：323 千字
版　　次：2025 年 1 月第 1 版　2025 年 1 月第 1 次印刷
书　　号：ISBN 978-7-5659-3329-5
定　　价：50.00 元

前　言

　　2004年，当时在护理部工作的我做了一件至今想起来都会觉得庆幸的事，就是那时认真按照护理部主任的要求，创办了一本薄薄的用于院内护理同仁交流的小册子，并在上面开设了一个专栏，长期征集护士们撰写的护患之间的故事。那时，我们还未曾听说过叙事医学，更不知道什么叫平行病历，护士们用笔记录着那些带给她们深深触动的患者瞬间，诉说着她们感受到的喜怒哀乐。阅读着这样的文字，每季度编印小册子的工作变得格外幸福。几年后，因为岗位的调整，我离开了护理部，但接替工作的小伙伴把这份工作做得更加出色，并且总是及时将编印好的小册子送到我的手中，于是我仍然不间断地感受到这份幸福，直至今日。

　　2013年，我有幸听到了北京大学医学人文研究院王一方教授的讲座，第一次了解到叙事医学和平行病历，这为我开启了一扇新世界的大门。此后，我购买了《医学人文十五讲》《叙事医学：尊重疾病的故事》等相关书籍，努力去了解叙事医学的来龙去脉。在此过程中，我突然领悟到，为什么我总是被那些护患之间的故事所打动，可能正是因为它们具备了叙事的力量，也可以说是平行病历的雏形。

　　后来，我们开始了逐步推广叙事医学，但在平行病历中跨出坚实一步的还是我们的护理团队。他们成立了专门的小组，去学习，去研究，去向广大护士开展叙事护理的知识培训和书写平行病历的训练。过程很艰难，因为要提高叙事能力，如果没有持续的努力和投入，把"故事"讲明白并不是那么容易，而且叙事理论也并不比我们那些专业的护理知识和技能容易掌握。太仓市第一人民医院是一家地处江南的县市级综合医院，驾车向东南5分钟就进入上海市。独特的地理位置带来独特的医疗场景，几乎每个疑难复杂疾病患者都会用审视的目光看着我们的医护人员，述说着上海就诊的经验，这也更加锻炼了护士们的耐心，他们用加倍的理解，一点一滴地去打磨，去积累。

　　这80份平行病历，就是近年来护士们积累的成果。这些"故事"，讲述的不仅是患者之间的因缘际会，更多是人在精神上的历程。很多"故事"里的段落，也是自己或自己亲人日常生活中可能遭遇的阴影。"故事"里，很多人身上的抗逆力被激发出来，努力去改变或者去接受自己的命运，让与他们接触的人从中找到自己生活中所需的答案。记录这些"故事"的人，有一辈子穿梭在病房的"老"护士，也有刚刚踏上工作岗位不久的"新"护士，但他们同样保有的是对生命的热忱。

　　我们这里常常有和煦的阳光和温柔的轻风。这里的护士，也大多有着温暖的笑容和温和的细语。我在此刻，怀着无比感恩的心，真诚地邀请读者一起走进这些护士记录的真实的故事，感受他们笔下那些耐心的倾听、真诚的沟通、默默的陪伴和不屈的力量。

　　完稿前，我们遵循《平行病历书写专家共识》，对每一篇"故事"进行了传播前的技术、伦理、文字三重审核，确保不会产生传播带来的不良后果。

孙亚军

目　　录

第一篇
倾听心底的声音

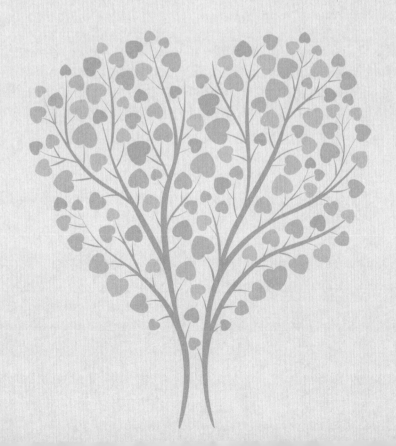

加醋的炖蛋

瞿赟一

医患共情是一个亘古的话题。有人说，共情是穿透黑暗的那束光，共情是通往爱和宽恕的道路；也有人说，医院的"共情"是大忌，你必须情绪稳定地来面对生死才能做出理性的判断。在重症监护室的第八年，我遇到了太多形形色色的病患与家属，号啕大哭亦或无声无息的沉默都令我难过，仿佛收起共情的能力才是一种自我保护。

又是一个朦朦胧胧的阴雨天，沉甸甸的气压让我的心情也郁郁寡欢。打着哈欠来到科里接班，发现 318 床上躺着一个新病人。翻开病历一看，是高处坠落的多发伤患者，四十多岁，主要是肋骨骨折、因脉氧不高收入我科。

"您好，我是您今天的床位护士，我叫一一，一二三四的一。"

"嗯。"他淡漠地回应了一句。

我仔细观察了他，面容消瘦，皮肤黝黑，可能是常年在工地打工日晒的原因。

"现在有什么不舒服吗？觉得疼吗？可以用分数形容一下您的疼痛等级吗？ 10 分就是最疼，0 分就是不疼，您看……"

"护士，我不疼，我能出院吗？"他打断了我的话，一股浓重的方言味，不耐烦地问我。

我只好耐着心继续说道："叔叔，我们等会儿要出去做个检查，因为从很高的地方摔下来，得具体查查其他地方有什么问题。"

"别查了，我很好，我就想出院。"

"好好好，我们等查房的时候和医生沟通一下。"

放弃了与他无结果的沟通，我和医生了解了一下患者的基本情况。患者是工友陪着来的，出来务工几年了，刚来太仓的工地不久，老家在河南，家属昨晚收到通知正在赶来的路上。

正在这时门铃响了起来，"318 的家属来了。"

"我要出去，正好让他的家属买一些生活用品。"我打开重症监护室厚重的铁门。一位风尘仆仆的阿姨蹲在大门外，两眼直勾勾地盯着身前的地面，也许她想不通到底怎么了，明明丈夫好好地一个人出来打工，每个月按时寄钱回家，怎么现在就突然生死未卜了。有时候，人在遭受打击的时候，神情麻木比哭天抹泪更可怕。

"是赵某某的家属吗？"

"我是我是，我是他老婆。"她慌张地起身，还拍了拍身上的灰尘。

"赵某某过会儿会出来做些检查，您先不要走开。这是要买的生活用品清单，等医生和您谈完话您再去买。"她仿佛在认真地听，不住地点头，却在听到买东西时局促地握了握手里的纸币。我愣了下，却只是感慨这个年代怎么还有人不用手机支付。

"护士，护士，他人，还好吗？"就在要关门的时候她突然拉住我的衣服，又不好意思地松开。

"阿姨您放心，叔叔目前人很清醒，等会儿检查的时候您就可以和他说说话。具体情况就要等检查下来看。"

"那就好那就好，麻烦你们了。"

检查的时候男人不停地和阿姨说着方言，我听不太懂，只能默不作声，默默地看着监护仪上的生命体征。听着意思仿佛是责怪阿姨一个人大老远跑出来,老家的老人、孩子怎么办,而阿姨只是低着头唯唯诺诺,泪水在眼眶里打转。我心里想着,都出事了,家里人当然得急着来看您啊,怎么能这个态度呢?

过了两天,排除了腹腔内的损伤,少量饮水也没什么不适后,医生给赵叔叔开了半流质饮食。我问他想吃什么,他继续淡漠地说道:"不吃,我就要出院。"

我苦口婆心地劝他:"不吃没有营养,没有营养就康复不了,就不能早出院,您想吃什么,食堂订和让您老婆去买都可以。"

"别让我老婆买,她人生地不熟的找不到,就食堂订个炖蛋吧。"我心想着看来虽然凶阿姨,还是挺担心阿姨的嘛。

结果到了中午,炖蛋就吃了一口。看着满满的炖蛋,我扔也不是,不扔也不是。

我拿着炖蛋来到监护室的门口,打算和阿姨"告状"。"阿姨,叔叔挺好是挺好的,就是不肯吃东西,您看,他不吃东西怎么能有营养恢复呢?"

阿姨满脸不好意思:"哎,他这个人在家就很倔,这是炖蛋吗?他在家里吃炖蛋就喜欢放很多醋,你们食堂方不方便加点醋?不行的话能吃点咸菜吗?这是我自己腌的带过来的,小姑娘你看可不可以……"

"阿姨,叔叔现在饮食要清淡一点……"看着阿姨从自己的缝缝补补的包里拿出塑料袋分装着的馒头和咸菜时,我哽咽了,"阿姨,我稍微拿一点试试吧。"

午休的时候我拿着饭卡在楼下超市买了一瓶醋,回到病房倒了些在叔叔的炖蛋里。"叔叔,阿姨拿了些她做的咸菜,虽然要清淡饮食吧,您稍微吃点试试?配着炖蛋正好。"

许是耐不住我的"盛情邀请",叔叔才勉强吃了一口。

"这个味道……"四十多岁的叔叔突然就热泪盈眶,"小姑娘,谢谢你!"他对我露出了淳朴的笑容,黝黑的脸上露出了白晃晃的两排大牙和格外清亮的眼神。

就着一点咸菜,叔叔把一碗炖蛋吃得干干净净,这一碗炖蛋仿佛是治疗叔叔神奇的良药,也打开了不善言辞的叔叔的话匣子。他告诉我他离开家乡已经五年了,他告诉我他已经五年没有看见孩子了,他告诉我等病好了趁着这个机会也要回去看看……

转科那天,叔叔到了门口又一如既往地开始"数落"阿姨,话里话外却是关心她这几天吃了什么、睡得好不好。阿姨又翻出那包塑料袋分装的咸菜,非要送我几袋尝尝她的手艺,我笑着接过手:"谢谢阿姨,我尝尝我尝尝。"

哈利勒·纪伯伦说过:"我不想用欢乐将我心中的忧伤换掉,也不愿让我那发自肺腑怆然而下的泪水变成欢笑,我希望我的生活永远是泪与笑,泪表达出我的痛心和悔恨,笑流露出我对自己的存在感到幸福和欢欣。"共情并不可怕,可怕的是因为共情而沉没在伤痛中无法前行,医者的共情最终目的是人与人之间的相互治愈、彼此温暖。医者治病救人,医治的不仅仅是身体的痛苦,更是心灵的疗愈;救助的不仅仅是一个人,更是一个家庭的希望。也许对赵叔叔而言,再好的药也比不上在异地他乡吃到的一口家乡味道。

迟到的心跳

李瑞珠　尤敏佳

心跳，是一种奇妙的力量，它让我们感受到生命的无限可能，让我们感受爱的无穷魅力；心跳，是一条生命的轴线，它每次的波动都牵动着无数家庭的期待；心跳，是一串美妙的音符，它歌颂着生命的奇迹，它延续世世代代的希望。如果心跳迷路、如果心跳迟到、如果心跳爱开玩笑，那么会发生怎样的故事转折呢？

那是一个如往常一样的晨间护理。我发现床位上多了一位患者，手上没有留置针，面色如常，除了病员服下瘦弱的身躯显得些许憔悴，看起来并不像一位急诊患者。为了证实我心中的疑虑，我试探性地询问："你好，你的垃圾必须及时丢掉，不然容易滋生细菌，你现在方便吗？需要我帮你丢掉吗？"

她起身说："不好意思，我现在不方便，没事的，你放在这里，等我家属来了扔。"她的回答让我猜测十有八九她是一位保胎的患者。

没有过多地打扰，我帮她理完物品之后将垃圾顺道带走。通过大交班，我清楚地了解到这已经是她第三次怀孕了，前两次怀孕因为胚胎的原因都流产了。

晨间护理的交流和交班后的病情掌握，让我对她产生的最初印象是得子之路不易却教养良好，而这样的保胎患者让我不由得心疼，想要去关怀她。结束了她每日一次的黄体酮肌内注射后，我有意停留下来，主动询问道："你好像有些情绪低落，有没有什么是我们可以帮到你的？"

她不像其他保胎患者那样异常焦虑、反复询问肚子里孩子的情况，而是十分冷静地陈述着她已经无故流产两次而这一次怀孕激素指标依旧不理想的事实，可能她早早地心灰意冷，也是一种本能的自我保护吧。

其实我对她的更多关注，或许是因为我也有过与她类似的经历。此刻的她让我回忆起曾经的自己，便想用一个过来人的真实体验为她送去一份支撑和鼓励。"你要是愿意听，我也想跟你分享一个和你类似的故事。"她冷静到冰点的神情上掠过一丝意外，抬眼看了看我，试探地说："反正现在也没有什么可做的，听你说说吧。"

"那是我自己的故事，其实当初的我和你很像，我第一次怀孕时因为自己不注意，下楼梯的时候摔了一跤流产了。第二次怀孕又感觉老天在和我开玩笑……"我的话一下如同投入湖面的大石块，让一贯平静的她不禁一下挺直身子，眼神惊讶地落到我的身上。"第二次怀孕，我前一天刚刚得知胚胎有胚芽和心管搏动，但第二天就突然肚子痛，一下子出了好多血，好像在惩罚我第一次的粗心。"虽然是很多年前的事情，但我回想起来依旧哽咽起来，声音也跟着颤抖。她看到我越说越伤心，赶紧让我坐下来，拍了拍我的肩膀。我整理好自己的情绪继续说："第三次我和老公格外小心，反复验血，反复B超，打了将近一个月的黄体酮，屁股肿得都坐不下来，还好我现在的孩子健康地来到我身边了。"

我和她并肩坐在一起，我轻轻地握住她的手："所谓好事多磨，优胜劣汰，也许上苍冥冥之中也是在帮我们挑选最强健的宝宝留给我们。"看到她的双眸中早已蒙上一层水雾，听了我推心置腹的一番话后，她眼睛里似乎显露出一丝坚定和希冀，沉思片刻后她说道："好吧，既然要等待，开心一天也是等，难过一天也是等，我为什么不能带着希望，等待属于我的孩子呢？"说完，我竟然第一次在她脸上看到了笑意。

接下来几天，再看到她时，她不再是眉头紧锁地一个人发呆，跟我们打照面时也会点头微笑，在病房中她戴着耳机听听歌，看看书，平静地等待进一步复查的结果。

五天后再次复查血指标和 B 超。她每一缕急促且漫长的呼吸，她每一次的站起又坐下，她每一趟的来回踱步，她无意识摩挲的双手，左右逡巡没有焦点的双眸，拿起又放下未翻动一页的书本，让这场等待变得格外漫长与焦躁。

她双眼凝视着我，期待我带来的好消息，可是面对这一串不理想的报告，我反复吞咽着口水，强装镇定，心里已设想了无数次安抚她的说辞，最终还是把结果小心翼翼地说了出来："孕酮上升，血 HCG 翻倍，不是特别理想，B 超显示有胚芽，没有心管搏动。"

她瞬间像是被人抽走了灵魂，又恢复了之前那般异常的冷静，目光呆滞地默默躺回了床上，嘴里反复念叨着："我就知道没那么好运，这次还是不行，还是不行。"似乎诉说着某种不公。

我非常不放心这样的她，于是每隔一会儿就去看看她。当我下班前再去看她的时候，她对我说："不然我就弄掉吧，马上要过年了，不要到时候年也过不好。"

我思忖了片刻说："英子，这样吧，虽然按照末次月经的时间推算应该是有心管搏动的，但你本身月经不调，是很有可能时间不准的，咱们再等三天，再给自己、再给孩子一个机会，说不定会有奇迹发生。"

她深吸了一口气说："那好，也不差这三天。"

于是，到了第三天，又一次复查血和 B 超。我不停地刷新着电脑显示检验结果的界面，等待血检结果情况，血 HCG 还在增长，仍然翻倍，不是很好，于是赶紧催促她去把 B 超做了。当她拿着那张分量极重的 B 超单向我兴奋地挥手时，我看到母爱的光辉和幸福的光泽在她脸上跳跃，那一刻我知道奇迹终于发生了，果然"有胚芽、有心管搏动"。漫长的等待和担忧在那一刻早就不值一提，喜悦和感动溢满了周遭的空气，那宝宝迟来的心跳似乎已能穿过我们的心门，在我们心底有力地声声作响。

她出院的那天特地买了一大箱的车厘子来感谢我，这是我第一次收到如此纯粹的感谢，我知道除了收下和祝福，没有更好的回应。我们默契地交换了微信，此后的每年她都会与我分享她女儿成长的点点滴滴，我们互相鼓励和支持着彼此。

一次迟到的心跳，见证了一次逆风翻盘，让双向奔赴的爱迸发出动人的力量；一次迟到的心跳，让生命的轴线排列重组，旋转出了代表希望的形状。愿我们能将更多的支持献给有需要的人，见证更多的奇迹发生。

我愿倾听你的声音

徐　悦　周海燕

那天，雨从夜里就开始下。从家里出来的时候，路上已经是满眼的水洼，还有几片刚染上绿色的叶子在水面上撞着身子取暖。科室的灯光和外面的天气一样冷清，同事的话里带着夜班将尽的疲累。换掉沾满淤泥的鞋子，穿上干净的工作服，开始一天的工作。

忙碌间听到熟悉的声音："悦悦，来了个黄疸新病人。""知道啦！"这么早来，黄疸估计不轻，心里默默想着，我脚步轻快地朝门口走去。轮转三个月，我也是小有经验了。

打开新生儿室大门，我一眼就看到了一个在护士站徘徊的身影，他眉间皱得像个核桃，眼里蓄满了不忿。心中警铃大作，我端着十二万分的小心和他打招呼："您好，请把住院手续给我一下。"他板着脸将住院证递给我。

快速看过住院证上的记录：王宝宝，女，5天，总胆红素 377.4 μmol。胆红素脑病的可能！我脑中闪过她的首优问题，赶紧和家长沟通："宝宝黄疸挺严重的，我需要赶紧带她住院。"他很郑重地点了一下头同意了。

我把宝宝安置在床位上后，走出新生儿室准备再次和宝爸交代宝宝的住院事项，眼见他手里拿着病情通知单，在新生儿室门外来回踱步，想必刚才医生就孩子的病情同他沟通过了。他踱了几步后又靠在护士站边上，极其用力而缓慢地在沟通单上签名，住院这个决定于他而言似乎重过千斤。他签完字就该我和他沟通了，我正准备上前，突然，他"啪"地一下扔下笔，撕掉了手中的病情通知单，愤怒地嘶吼："你们少吓唬我，我已经上网查过了，不过一个小小的黄疸，说得这么严重，你们不就是想撇开责任嘛！"吼完，他直接跑了。

短暂的呆愣后，我只能先返回病房为宝宝做了体检，喂好奶，可宝爸还是没有来。我决定去找他。在楼梯的拐角我看到了这个宝爸。他独自蹲在角落，头埋在双臂中，身上的威压已经卸去，整个人看起来无助又凄凉。我默默走到他的身旁，学着他的样子蹲下来。我静静地蹲着，等他平复情绪。

"我们好不容易生下她，怎么可能不为她着想呢！"宝爸低沉的声音缓缓响起，"我是搞研究的，我们在实验过程中，检测的数据总会出现偏差。昨天医生查房经皮胆才250，今天怎么血里就377了，我总觉得是检验数据出现了偏差。"

原来是我们医患双方都没有把话讲清楚，才导致了这个误会。找到了原因，我心里也有点底气了，起码他不是在无理取闹。"是我们没有给你解释清楚，对不起啊。"我诚恳地向他道歉。他应该是感受到了我的真诚，整个人都放松下来，抬头看向我。"愿意听听我的解释吗？"我轻声问他。

他点点头表示同意，我再次开口："对于黄疸宝宝，我们每天都会评估黄疸的进展，为了减轻宝宝的痛苦，通常我们会使用经皮胆。"见他再次点头，我继续解释："但经皮胆会受到肤色及皮肤上各种成分的干扰，会出现你说的误差，但是血清总胆红素值干扰因素少，准确性比较高。医生一定是结合了临床经验，才决定让你住院的。"

"你这样一讲我就比较能接受了。也是我太激动了，没给医生解释的机会。"宝爸不好意思地说道。

"我看你也不是不讲道理的人，是不是遇到什么事情了？能给我说说吗？哪怕我帮不到你，当个听众，让你舒缓一下压力也好啊。"我认真地看向他，此刻我是真心希望可以帮到他。

宝爸沉默了一会，抬起头，泛红的眼睛配上胡茬显得极为憔悴，声音也有些颤抖："我老婆查出来癌胚抗原很高，我们去上海看过，跑了几家医院，没有一个确定的说法，有人建议住院检查，也有人建议再观察一段时间，后来宝宝等不及要出生了，就来了你们医院。我老婆还不知道什么结果，宝宝又要住院，我就一下子崩溃了。"我耐心地听他诉说着这些天的舟车劳顿和挣扎彷徨，那一幕幕就像真实发生在我眼前似的，内心不禁感慨：也是一个不容易的人啊！

拍拍他的肩膀，我安慰他："宝宝虽然黄疸高，但只要处理及时，并发症还是可以避免的，你不用太紧张。换个角度想，宝宝住院对你们一家都好。"说到这里时，他奇怪地看了我一眼。我明白他眼神的意思，怎么可能住院还是对他们好呢？我轻轻笑了一下，让气氛更加轻松一些："你想啊，宝宝妈妈检查结果还没有确定，又刚生完宝宝，一定是身心交瘁，需要你照顾，但你压力其实也很大，大人、小孩都要照顾，肯定很累。但是现在，宝宝住院了，全程由我们来照顾，正好分担掉一些压力，是不是？"

"好像有那么点道理。"宝爸被我的"歪理"逗笑了，"那我听你的，宝宝就住院吧。"事情就这样平息了，宝宝也在我们科室顺利住了下来。

在那之后，每每看见这个宝宝，我总不免想起入院时的那一幕。于是在护理她的时候就格外细致。宝宝很乖，有一双爱笑的眼睛，只有饿了的时候才会哭闹一下，那惹人喜欢的软萌样子，让每一个照顾她的人都忍不住在心中默默祈祷她可以早点康复。

时间过得很快，一晃宝宝要出院了。这次是宝爸和宝妈一起来接宝宝。宝爸双眉间也终于舒展开来了，眼里尽是平静与欣慰。在他高大的身体旁依偎着的，是面带微笑的宝妈。宝爸看到我，还主动告诉我，宝妈的检查结果出来了，没什么大碍，听到这个结果，我也很为他们高兴。"宝宝长得像爸爸，但眉眼和鼻子像妈妈。"我笑着和他们交流。宝妈笑了，全身散发着慈爱的光芒。她说："宝宝是我俩生命的延续，我的生命里，现在最重要的就是她！感谢你们用心照顾她。"望着他们一家三口离开的身影，听着他们与宝宝逗笑的声音，我不禁想：这就是幸福的声音吧。

听，你的声音！在这个复杂纷扰的世界里，个体的声音脆弱如斯，人们首先听到的往往是喧闹的、暴躁的声音，至于隐藏在那复杂纷扰背后的无奈、脆弱，若不用心倾听，可能永远都听不到。

而我，作为一名白衣护士，愿意用心去倾听你的声音！

春日的阳光

蔡琴曾诚

岁暮天寒之后，万象更新。春日的阳光温暖和煦，使人透心地舒适。伴着春日的阳光和明媚的心情，我来到医院开始了一天的工作。如往常一样，推着晨间护理车来到病房，帮病人整理床单位。

10床是一个21岁股骨干骨折的小伙子，他有一个胫骨结节牵引，目前已经是入院第二天了。

小伙子高大壮实，稚气的脸上透露出一丝不同于他这个年纪的老成。我在内心窃喜年轻患者理解力强、记忆力好，那做宣教也会很容易。看着他还穿着自己的短裤，我对他说："我帮你把衣服换了吧，病员服我们每日更换的，这样能保持清洁。"

小伙子说："我不要换，你别管我。"

接着我让小伙子翻个身，按常规要查看一下骶尾部和足跟的皮肤，我看着小伙子有点为难的表情，就说："姐姐帮你翻一下吧。"

小伙子像炸毛的猫立刻叫道："别别别，我自己来。"

我马上说："好的好的，你自己翻。"

看着他的痛苦表情，我只好耐着性子解释道："因为你刚刚受伤，肯定是疼的，那等会儿翻身时慢一点、轻一点。"

等了片刻之后，这个小伙子几乎没有翻动丝毫。因为早上的护理工作还有好多，我的内心产生了些许急躁，但也只能边轻声提醒着他"慢慢翻，不要急"，边耐着性子等他自己抓着床栏翻身。仿佛有一个世纪那么久，我终于看到了他骶尾部的皮肤，有点发红。我便让他侧身躺会，可这小伙子一声接一声地"哎哟喂，太疼了"叫着，他还是拒绝了我，选择继续平躺。

我也没法只好和他解释了一下翻身抬臀的重要性，然后对他说："为了消肿和预防血栓，我们要把下肢抬高。"得到他的勉强同意后，我便在床尾缓缓地将他的患肢摇高。谁知我才摇高了将近20°，小伙子接连喊着"哎哟喂，哎哟喂，不行你把床尾给我摇下去，我不要抬高，肿就肿吧"。

配合度不高、遵医行为差是我对他的第一印象。

经过了一个中夜班，等我再上白班时，又分到了小伙子的床位，那时我的耳边又响起了"哎呦喂"的声音，这时已经是小伙子术后的第二天了，可是那天下午从小伙子病房里传出的不再是"哎呦喂"，而是很大声的"滚"。

伴随着这声"滚"，他那年迈的爷爷走出了病房，走到护士站，想让我们管管他的孙子。爷爷脸上每条皱纹都写满了无奈，双眼充满了心疼，但我内心浮起一串疑问：小伙子干嘛这个样子？他的爷爷奶奶已经年迈了，还一直不分日夜地照顾着他。

我怀着要教育一下他的心思，径直走进了病房，看到小伙子已经单脚着地，正准备要下床走路，我顿时感到一个头两个大。

我把他扶到床上后说："姐姐今天和你聊聊天，好吗？为什么今天就是不吃饭，不吃药，功能锻炼也不想做，就想下床走？虽然手术已经把你的骨头接好了，但是你的骨头并没有愈合。你这样做的后果很严重，因为你还年轻，还有很长的路要走，姐姐希望你要好好地锻炼，尽快恢复到正常的生活。"

小伙子还是一言不发，沉默了一阵，后来开口道："太烦了！爷爷太烦了！"

我听到这个话心里很生气，我觉得他是一个不知感恩的人，但是也只能耐着性子和小伙子说："爷爷年纪那么大了，还不分日夜地照顾你，是什么原因让觉得爷爷很烦呢？"

小伙子耷拉着头，我看到他的每根发丝都透露出丧气和无力。他嗫嚅着慢慢说道："其实是我太没用了，在他们本该安享晚年的年纪还要来照顾我。但我发现我连腿都抬不起来，我是一厘米都抬不起来，我是他们的累赘。"

原来如此，我终于明白他所有"不听话"的原因了，于是我和小伙子解释道："虽然手术将骨头接好了，但想恢复以前的功能，术后的功能锻炼是很重要的。要不要姐姐帮你明天请康复科的医生来会诊一下？那边有仪器，可以比较好地帮助你功能锻炼。"小伙子点头同意了。

第二天，康复科的医生到了，下午将小伙子送去了康复科，回来后我将冰块放到他腿上消肿时，他激动地和我说："护士姐姐，今天去康复科，我感觉好多了，像看到了希望。"我和小伙子说："你看窗外的阳光好吗？"小伙子说："阳光真好，照在身上暖和。"我回答道："你的人生也会像这抹阳光一样，黑夜过后就会恢复它本来灿烂的模样。"接着我们相视而笑。

良言一句三冬暖，恶语伤人六月寒。在日常护理工作中，有时我们尽管每日宣教好似尽了力，结果却每每不尽如人意，只能在护理记录单上写下"遵医行为差"的焦点记录。好似这个小伙子一样，他急切地想要好起来，但是在我们护士的眼里，或许就成了配合不佳、不听话的患者。所以，想要做好我们这既神圣又质朴的护理工作，我们需要多一点耐心、多一点爱心，去深入了解患者的心理状态，这样才能为患者提供更好的治疗和帮助。

生命的角色

邵丹凤　吴　燕

一生之中，我们常常扮演着不同的角色：孝顺的子女、体贴的老婆、慈祥的妈妈、温暖的护士、严格的老师、知心的姐姐……不经意地回顾过往，似乎"护士"这个角色已占据了我生命中的半壁江山……

这天，我像往常一样，穿着整洁的工作服，怀着饱满的热情踏入工作岗位，一只脚尚未走进护士站，科室里正在忙碌的夜班小妹妹就在不远处向我抱怨："丹凤老师，昨天夜班收了一个很特别的老爷子，老爷子瘦的嘞，背也驼得不得了，讲话我又听不懂，根本没办法沟通，自己又不愿意翻身，等过会趁着检查的时候，你给他换张气垫床吧。"

恰巧这时候值班医生也走了过来无奈地说道："过会你们给那个新病人好好收拾收拾，味太重了。"

踏入病房，一股尿骚味夹杂着汗酸味、脚臭味透过外科口罩直窜入我的天灵盖。一眼望去，整个抢救室像个小型跳蚤市场，各种生活物品、食物、饮料铺摊开来，一个瘦骨嶙峋、胡子拉碴的老人家弓着背蜷缩在病床上。床头的墙角处坐着一个同样饱经沧桑、一看上去就知道老实巴交的中年男人。

"阿公，您叫什么名字？我是您的床位护士小邵，这几天都由我来负责您的治疗和护理。"边说着边和同事麻利地收拾着病房的东西。

"收拾啥，收拾啥，我都快九十岁的人了，不要收拾，我过会就回家。""一来医院就花钱！你钱多是不是？你让医生给我开点止痛药，我回家躺着。""要不然你让你弟来接我，我回老家治，找个老师傅给我打个石膏，一段时间就长好了。"

看着病床上这个闭着眼睛喋喋不休说着气话的老人家，我震惊了，这熟悉的语调不是我那久违的乡音吗！我也理解了妹妹们听不懂的无奈。"老爷子，您哪里人啊？腿怎么摔的？"听到我这浓厚的徐州口音，老爷子终于睁开了眼睛，中年人也终于抬起了头。"你也是邳州的？""不是，我是睢宁的。""那也离得近的。"边上中年的儿子也提起兴趣和我攀谈。

这个时候我也在护士妹妹的目光中看到了"解脱的喜悦"。"老爷子，我把您床上东西收拾收拾，您的吃的喝的我都给您收到抽屉里、柜子里，过会儿您去检查的时候，我们再把您的床单被褥都换换。"

"叔叔，您去打盆温水来给老爷子身上擦擦，我给您一把电动剃须刀帮老爷子刮刮胡子，我们一起把老爷子拾掇干净。"

"不用收拾，检查也不用做，我过会儿就回家，我这胡子也不用你们刮。"这个时候中年男人才疲惫地说，"俺爸不听俺的，你们该做什么检查就做，等下午俺妈来，俺爸听她的。"

原来老爷子2个月前因肋骨骨折在我院住院，出院后又不服老，估计也想帮着家里干活，减少自己"住院花钱的负罪感"，一不小心又把自己给摔得股骨粗隆间骨折，这下家里可乱了套了。

我猜老爷子这么抗拒治疗是有伤心，有负罪感，有羞愧感，还有逃避心理。他像个倔强的小孩子，始终抗拒着手术。

在巡视病房的过程中，我发现老夫妻俩聊得最多的是他们家里的土地和地里的银杏树，还有他们种的大蒜、麦子和油菜。这天我接过话题说："老爷子，今年麦子贵，大蒜贵，您今年可真是大丰收了。"听到这话老爷子就来了兴致，但又沮丧地说："挣再多又有什么用，还不够我住院花的，我想回家，把我拉到地头我还能帮着看着，非得让我在这躺着，还要手术，净浪费钱了。"

这个时候老太太眉头一皱发话了："你这老头子就是这点讨人厌，儿子、儿媳给你看病你还矫情，老了，没人理你，你才舒服是吧？"果然，老太太一发话，老爷子就立马偃旗息鼓。我继续挑起话题："奶奶，听说您家还栽了银杏树，一到秋天可美了，好多人去看，我还听人说一棵银杏树都能卖几千甚至上万的。"

老爷子抢着回应说："我的这棵银杏树栽了20多年了，一个人都抱不过来，我和你说这个银杏叶啊也能卖钱，一小桶就能卖几十块呢，有人来买我的银杏树我都舍不得呢。"听着这语气就感觉到他满满的自豪感。

我打趣道："老爷子您深藏不露啊，这么有钱了，每天还这么节约，让奶奶跟着您吃剩饭剩菜，您拉肚子不要紧，如果奶奶拉肚子谁来陪着您。您还不好好地打起精神来，早点把身体养好了，早点手术才能早点回去帮家里干活啊。"

老奶奶默默地给我投来一个感激的眼神，老爷子也是若有所思，想来把我的话听了进去，挠了挠头，笑了笑。在之后老爷子也慢慢配合治疗与手术。十来天的住院时间，老爷子也一改之前的形象，每天更换洁净的病员服，指甲修剪平整，面部干干净净，虽然还是喜欢闭着眼睛说话，但对早日出院充满了信心。

面对着生活中的鸡飞狗跳，我时常在思考，父母为什么要鞭策着我们学习，要催促着我们结婚，结了婚又为什么要急切赶着我们生孩子，生活压力本来就这么大了，为什么还要源源不断地给自己创造麻烦。原来父母是以过来人的身份，想让我们体会不同的生活角色带给我们的不同的感受，年轻时有父母的关爱，成年时体会爱情的甜蜜，成家时感受当家做主的责任，有了孩子后享受血脉相连的牵挂，孩子慢慢长大后体会鸡飞狗跳的琐碎，当我们年老了，回望过去才能觉得不枉此生。

生活中我们有不同的角色，是子女，是爱人，是父母……不管是谁，不管什么时段都不是孤独的自己，很高兴我是一名护士，是可以为健康保驾护航的护士。

倾 听

孙雅楠

立秋刚过，阳光依旧热烈，洒在每个角落，照亮每个人风华正茂的青春，当太阳渐渐隐去，留下了漫天的落日余晖，青春不复返，但夕阳依旧璀璨。

不知不觉间，我在护理岗位上已经工作六个年头了，亲眼看到过生死，见证过奇迹，在和病人一起与病魔的抗争中，我感受到了生命的坚韧与顽强，不由得让我想起了那个他。

初次见到他时，他是个留着一头花白头发、戴着大檐军帽、衣着朴素的老人，当时是因为肺炎住院的。虽是得了肺炎，但身体还算硬朗，看上去不像个已经95岁的老人。由于发热，体温一度高达39℃，他两颊发红，阵发性咳嗽、咳痰，整夜不得安睡。人上了年纪以后，这身体真的是半点不由人，不消几天，他便撑不住了，躺在床上，肉眼可见地消瘦，精神也不似刚来院时那般好。

这几天他持续高热不退，尽管用了退热药，但效果甚微。今天血压又急转直下，可把我和珊珊老师急坏了，立刻开通静脉通路，遵嘱予以补液升压治疗。老先生90多岁了，本就血管条件不好，现在又处于近休克的状态，血管塌陷，静脉穿刺成了一大难题。我和老师蹲在他的床边，翻来翻去地寻找血管。

我好不容易找到了一根，但没成功，珊珊老师好不容易在手指上找到了一根，但血管弹性差，针芯刚退出来，血管就破了，我们连连表达自己的歉意，只见老先生一声不吭，示意着我们继续。我们感到万分抱歉，但仍然硬着头皮在寻找血管。最后我在另一只手的示指上找到了一根细小的血管，但反复穿刺失败，我丧失了信心，寻求珊珊老师的帮助。在老师的帮助下，我们成功地穿刺了。珊珊老师跟我说，这个患者使用留置针进行补液终究不是长久之计，最好还是留置PICC导管，我连连点头。

再后来，老先生的血管越来越难打，饭也不吃，水也不喝，人也是日渐萎靡，我们与医生沟通后，建议他留置静脉导管和留置胃管，这样穿刺的问题迎刃而解，营养方面也能跟得上，我把留置导管的好处跟他讲了，但他很固执，回绝了我，说道："我就是不愿意插管子，一点尊严都没有。你们如今要我靠这几根管子活着，人样都没了，还谈什么？我不接受，你们走吧。"我心里不禁嘀咕着"我们都是为您好才想要置管的"。

我不免和珊珊老师抱怨起来，珊珊老师问我："患者为什么不愿意？"我斩钉截铁地说道："他就是固执，坚持己见，估计是害怕吧。"可珊珊老师告诉我："这个病人是个抗战老兵，经历过数不清的战斗，刀山火海都闯过，炮弹在他旁边爆炸，他也面不改色，他会怕这小小的管子吗？"

我突然发现，我是带着自己心中已有的想法和判断与患者沟通的，患者到底是什么想法其实我根本没听明白，我的判断都来源于我自己的"先见"，发现这一点以后，我又去和老先生进行了沟通。

我怕他反感我提插管子的事情，便和他聊些他感兴趣的事情。说起抗日战争，他的话就没停下过，满脸的眉飞色舞，见我不时点头，随声附和，他更是来了兴致，滔滔不绝地讲起他在扬州的那次战斗，为保卫群众的夏收，他们进行了一天两夜的激战。在突围战斗中，他不幸被炮弹的弹片击中，当时就意识不清晕了过去。由于当时的医疗条件差，他脑内的弹片无法取出，至今仍残留在他的头部。我被深深地震撼到了，感叹人们现在的幸福生活来之不易啊，也理解了他不服软、不认输的性格。他有着他作为军人的骄傲和尊严，他觉得插上了管子的他，就是在向疾病示弱，在低头，失去了军人的尊严，没有军人的样子了。这是绝对不能容许的事情，这才有了上面他的毅然决然地拒绝置管。

有了这个突破口，事情就容易多了，我和他讲："老高同志，您上战场，带武器吗？要是不带武器，怎么去和敌人斗争呢？您要这样想，给您插的不是管子，是跟肺炎战斗时用的武器，再配合医生的指挥，我们一起把肺炎打得一败涂地，好不好？"

他笑了，行了个军礼说："好，我积极配合你们这次战斗。"也许是军人的意志，也许是生命的坚韧，也许是我们紧密无间的配合，总之这场战斗已经取得好转之势，而我也在这场所谓的战斗中学会了倾听，学会了需要放下自己的"先见"用心去听。倾听是彼此的尊重，能拉近我们与患者的距离，也能听到患者真实的内心想法，让许多护患矛盾和问题迎刃而解。

曾经的战争年代，像他一样的军人奉献了青春和热血，换来了我们现在的幸福美满。如今的和平年代，且由我们后来的人贡献自己的力量与热忱。

莫道桑榆晚，为霞尚满天。黄昏可以是一天里最美丽的时刻，而晚年也可以是人一生里最安乐的时光，愿我们都能在时光里做个懂得倾听的人，在每一朵花里倾听生命的故事，在花开花落中，品味生命的欢喜。

希 望

陈思艺　王雅璇

"护士小姐，我觉得自己活得没有任何意义，在本应该年富力强、努力打拼的年纪，瘫在床上，反而成了家里的负担，你说我活着有什么意思？"

这是一位才三十岁的青年男子，正是风华正茂的好时候，却因突发的疾病，如今半身瘫痪，卧病在床，对于一个家庭来说，都是晴天霹雳般的噩耗，对于患者本身，更是身心的双重折磨。而我又能做些什么，让他们看见生的希望呢？

那天的雨比往常下得更加大，我与中班的老师在进行床边交接，当走到最后一个房间时轻轻推开门，耳边传来一阵低闷压抑的啜泣声，我不由得一惊，这是怎么了？立马去探寻这声音的由来。定睛一看，原来是新入院的李大哥，他此时正蜷缩在床角，全身用被子蒙住，不断发出痛苦的声音。我急忙奔向他查看情况，他的妻子见到我连忙焦急地说："护士，他一直喊下面肚子胀痛，小便解不出，也不让我叫你们。"

于是我立即查看了患者腹部的情况，只见他的腹部膨隆，便赶忙问他妻子："大姐，他今天夜里解过小便吗？"

只见他妻子长长地叹了一口气，说道："就来医院之前解过，后来也没有吃过什么东西，心情也不好。本来好好的一个人，突然变成了要在床上吃喝拉撒，以后让我们怎么办呢？"说完又深深地长叹了一口气。

我凭着之前的护理经验，判断这个患者是发生了尿潴留，立即向值班医生汇报，在给他对症处理排出小便后，他原先痛苦的面容才逐渐恢复正常，他妻子不安的心也才慢慢平静下来。

李大哥的痛苦刚缓解，就迫不及待地问道："护士小姐，我的手脚以后是不是就这样瘫了？以后都动不了了啊？这怎么办啊？"妻子在旁边也附和道："是啊，护士，为什么会这样呢？肯定都因为我，因为我身体不好，家里都靠他一个人，他只能从老家到这里的工地上日夜搬砖、和泥浆多赚钱，早知道这样我就不会……还这么年轻怎么会……"

话音未落，妻子的脸上泪水已如断了线的珍珠般簌簌落下，哽咽中泣不成声。李大哥也将头别了过去，不知在沉思什么，眉头紧锁，久久不语。

李大哥正值壮年，和妻子老家那边还有一个仅6个月大的女儿，妻子为了赶来照顾他，襁褓中的孩子只能交由老人照看，而他跟自己唯一的孩子连面都没见过几次。

我连忙安慰他妻子道："大姐，这件事并不是你的错。大哥住院以来，你对他悉心照顾，我们都看在眼里。有你在，大哥一定会慢慢好起来的。我们也会帮忙的，我们坚持每天功能锻炼、配合治疗、做仿生电刺激治疗，齐心协力，大哥的胳膊腿一定能抬起来的。我们有许多偏瘫的患者，在治疗和锻炼后，活动能力都慢慢恢复了呢！"

或许是我的话，给了李大哥一些信心和期盼，他的眼里开始有了光亮，只是他不知又想起了什么，这束光转瞬即逝。他张了张口，却没有说话。我凝视他，送上鼓励的目光，几番眼神的闪躲后，他终于说出了内心的想法。李大哥嗫嚅道："我觉得……我活着没啥意思了……你看我这年纪，钱没挣着，还给家里添了这么大的负担，现在只能一天天地住在医院里，让家里人照顾，日子一点盼头都没有。我女儿又那么小，现在也见不着她，活着真的没啊意思了！"一旁的大姐瘫坐在椅子上，垂着头，不住地擦着眼泪，啜泣声如挡不住的寒风般，阵阵充斥在病房内。

我轻轻地给李大哥披了披被子，看到李大哥健侧的手上，紧紧拽着一只手机，他不当心的触碰让手机屏幕屏保上时不时露出一个小婴儿的照片，想必那就是他女儿的照片，我继续说道："你可不能这样想。只要我们配合好，病情会逐渐稳定，越来越好。谁一路上没遇到过风风雨雨呢？你一定要对自己和我们医护人员有信心啊！你看看你手机屏保上的照片，你女儿这么小就长得这么可爱，长大了肯定很讨人喜欢。到时候，她慢慢长大了，学会说话了，绕着你爸爸爸爸地叫，你多幸福啊，是不是？"

"会叫我爸爸啊，对啊。"李大哥喃喃自语道，他的脸上逐渐露出微笑，我看见他眼里黯淡的光又重新亮了起来，比之前的更亮了。

到了后半夜，李大哥终于渐渐放下心事，沉沉睡去。

早上床边交接时护士长和责任护士又给他讲了很多疾病注意事项，给予了他许多鼓励。我们和大姐沟通，让大哥老家那边的亲人和朋友帮着发送了许多女儿生活中的视频，给这位父亲鼓励和加油。这位父亲看到视频里可爱的小女儿也逐渐露出笑容。

后来，李大哥每天努力锻炼，渐渐地，他能够自己稳稳地在床上坐着，又渐渐地能在床边扶着床栏站起，再后来，李大哥迈出了伤病后康复中的第一步，随着时间的流转，他走得越来越稳，也走得越来越远。我仍记得他踏出那一步时说的第一句话："我又重获自由了！"

希望，若能再见，李大哥能稳稳托起他的女儿，能教女儿咿呀学语，能带女儿去见大千世界。

泰伦提乌斯曾说过，"有生命，那里便有希望"。护理，便是护患者之心灵，理清生命里那些不安杂念，那些烦扰荆棘，将生命之希望，如圣火传递。在现实生活中，有很多像李大哥一样因为疾病的打击对生活失去了希望的人，我们遇到了不仅要用自己的专业知识和技能去帮助他，更要用自己的耐心与温暖点亮他们的希望之烛，让他们的生命继续闪耀着属于他们自己的绚烂。这大概就是护理的魅力和价值所在吧！

背后的故事

浦浓花　孙雅楠

那不过是一个普通的工作日，也是我与一位老人的初次见面。

还未见其人，倒是先听见了他人对她的描述："质疑多""问题多""要求高"……因而，对于和她的接触，我的心中不由得泛起些回避之意，但作为床位护士，我也只能"迎难而上"。

以下暂且称呼她为李奶奶吧。我与她的交流，是从"我是您的管床护士，您可以叫我花花"这一句开始的。

因有着同事的前车之鉴，与她相处，我处处小心翼翼，一天的接触下来，我渐渐明白为何她被传言为"难相处"。也许是带着不信任，李奶奶在治疗上总是带着各种质疑："这个药我之前好像没吃过啊，会不会医生开错了啊？我吃了会不会效果不好啊？""我这个病能看好吗？吃的药是针对这个病吗？我对药物很敏感，不能多吃的。""医生让我做手术，我女儿倒是想让我去上海做，我这种毛病你们见得多不多啊？你们能不能做好这类手术啊？"……

"不太好沟通啊。"我心里想，但作为责任护士，也不能因此排斥与她的接触。所以在做完治疗之后，我又去了她床边。

"哇，您在进行锻炼吗？看来今天的身体状况不错哦。"

阳光照射着窗边活动的李奶奶，倒是给她增添了一抹暖色。"哈哈，今天感觉挺好，稍微活动下筋骨"。渐渐地和李奶奶闲聊了会，发现她也并不是事事针对，只是在治疗方面颇为计较。对一些问题总爱刨根问底地追问。就连她的女儿听闻也因此在旁打趣道："您咋有那么多的问题啊，您这样，医生护士可要烦您喽。"听完这话李奶奶可不乐意："我就是不懂才问的嘛，懂了问啥啊！对吧？大姑娘。""哈哈，对对，不懂才要问嘛。"回应我的是李奶奶爽朗的笑声。一天下来，虽对李奶奶的处处怀疑有些不理解，但能以她的笑声结束一天的工作，我心底涌动着一些欢喜。

只是没想到，这笑声会在第二天消失。

李奶奶住院的原因是心悸不适，入院初时心率一直偏慢，平均 40 次 / 分左右，诊断为房颤，使用提升心率的药物从静脉改成口服，直到前一日，心率也算平稳，一直维持在 70 次 / 分左右。没曾想，下午时分，李奶奶的老伴马大爷面容焦急地找到我："大姑娘，你帮我去看看，我老伴不太舒服，难受得很。"

听闻此言，我快步赶至病房，只见李奶奶捂着胸口坐在床旁，额头隐隐冒着虚汗，满脸痛苦之色，待我询问之后说道："我心慌得很，本想熬一熬不麻烦你们，但是现在实在是难受得不行了。"

闻言我抬眼看了一下监护，每分 100 多次的心率，比她平时心率的确快了很多，测量完生命体征后我立即汇报医生，这时我才发现李奶奶在低声啜泣，马大爷手足无措地站在旁边，不知如何是好。看到哭泣的奶奶，本能让我不自主地语调降低了很多，轻轻地握着她的手询问李奶奶哭泣的原因："是不是太难受了呀？别哭了哦，我已经跟医生说了，医生马上过来，您哭了心跳快起来，您会更不舒服的。"

"姑娘，现在这心跳得砰砰砰的，我难受到不行啊，快要喘不过气来，之前入院的时候用的药不是挺好的吗？现在怎么会那么难受啊？是不是药用错了啊？"说着，眼泪已在眼眶里不停地打转，下一秒似乎就会滑落下来。言语间我能感受到奶奶的焦虑及不安，赶紧摇高床头，接上氧气，扶李奶奶坐好。

安慰人是一门技术活，对此经验匮乏的我只能想到和李奶奶聊聊天以分散她的注意力："您别太担心了，医生马上就过来了，我在这陪着您啊。"我轻柔地摩挲着李奶奶的手掌，希望能借此给她些许安心。

医生迅速到达，根据情况开具了医嘱，因李奶奶原先心率过慢，用药上医生也很是谨慎，都是在考虑身体安全的情况下小剂量地用药。待我做完治疗之后，监护仪上李奶奶的心率已恢复到每分钟跳五十几次，她的心悸症状和呼吸困难表现也逐渐缓解，但依旧发现李奶奶情绪无比低落，还在不停拭泪，心疼之余想着陪她聊会天，也希望转移一下她的忧思。

也是因为这次聊天，我才知道李奶奶为什么对于治疗上的问题总爱刨根问底，那是源于一次日本之行。"那时候我和女儿去日本旅行，但是有天估计是感冒了，还发了烧，我女儿在给我配药的时候，我反复告诫女儿一定要跟日本的医生说我有过敏，一定不能开头孢类的药物。只是没想到等我吃完女儿配好的药之后没多久，就更难受了，甚至全身都肿起来了，连着呼吸都有些许不顺畅。一看我就心想不对，大概是过敏了，后来让女儿去确认药物名称才发现，果然是开了头孢，就差一点啊，要不是我谨慎，我估计就要回不来了。"李奶奶告诉我。

听着她的故事，我也不禁吓出了一身冷汗。所以此次之后，李奶奶对于药物之事耿耿于怀至今，也导致她在各种治疗上都谨小慎微。也许这同样也是我们口中"麻烦""难处"的根源……过了许久，李奶奶的情绪渐渐平稳，似乎也没那么难受了，我才慢慢扶着她躺下。临走之际，李奶奶拉着我的手说："姑娘，我年纪大了，记忆不太好，你让我看看你的名字，我好好记一记。"

接下来的日子，我进入大夜班的上班模式，我上班时患者大多已入睡，白天再遇到李奶奶得是一周之后了，路过她的病床前，她高兴地叫出了我的名字，我惊讶之余还带着些许雀跃："哎呀，您还记得我呀！"

"当然啦，上次你给我们讲了好多疾病知识，还特关心我们，咋会不记得啊！"李奶奶的老伴马大爷乐呵呵答道。看吧，朝乾夕惕，功不唐捐。你的付出，总是有人记得的。

生病的人是痛苦的，不仅是肉体上，还包括精神上的恐惧、悲伤和无奈。他们需要倾诉，需要安慰，需要温暖。护理路漫漫，我们不妨把耳朵放在患者的心门上，用心去聆听他们那份最急切的喃喃私语。不止在生死关头可以感悟生命的极限，在细微之处也可以体察人生的真谛。我愿走进他们的内心，聆听他们的故事，做一名有温度的医者，将心灵的温度融入护理工作。

倾听，送一缕微光

黄明瑶　金嘉怡

　　高山不语，是一种巍峨的等待，等待出丛林翡翠、巍峨壮丽；日月不语，是一种奉献的等待，等待出新的光芒、新的希望；而患者不语，又是一种怎样的等待？预期的等待或许是平心静气的，而未知的等待则充满着煎熬。

　　陆爷爷两年前被诊断出骨髓异常增生综合征，4个月前骨髓穿刺结果显示已经进展成了白血病，从那刻起他就不爱说话了。他留给大家的印象是剪着中老年人的板寸头，夹杂着丝丝白发，双眼微眯，紧皱着眉头，走路时稍弓着背，手背在身后，表情淡漠，内心处于封闭状态。那时我刚来到血液科，而他已经是血液科的老病人了，初次见面，面对我热情的问候，他仅是面无表情地点头回应。之后的几次沟通，也都难以深入，他给我的反馈要么是寥寥数语，要么就直接沉默。但直觉告诉我，他的内心正在承受煎熬，他不是真的不爱说话，而是有满腔的心事想倾诉，却无人可说。为了拉近彼此的距离，我亲切地称呼他"陆爷爷"。

　　陆爷爷弓着背，手背在身后，慢慢踱步，看着墙上的知识宣教，他没有戴口罩，也没有家属在身边，当时他的化验结果血小板只有个位数，粒细胞极低，有感染和出血的风险，需要绝对卧床休息。

　　我担心地叫住他："陆爷爷，您怎么一个人？家属呢？"

　　他看了一眼我，说道："想自己一个人走走，病房里太吵了，不想和他们说话。"之后便转身准备离开，他显然是不想和我继续交流下去。

　　我放下手中的活，发现他在看墙上的饮食宣教，我便找个话题，问他晚饭吃的什么，胃口怎么样。

　　可能听出了我对他的关心，他便缓缓转过身对我说："我家老太婆食堂买的，和你们吃的一样，胃口每天都那样。"紧接着问我和另一个同事有没有吃晚饭，我无奈地笑了一下说："还没有呢，忙到现在，水都来不及喝一口，嗓子要冒烟了。"

　　他听完了，接着说道："我回去一下。"

　　我以为陆爷爷是回病房休息，叮嘱了几句，让他回去躺好休息，少下床活动，回去慢点走，口罩要戴好。他点头示意了下，表示知道了。把手放在背后，慢慢地走回病房。我有点不放心地，探着头看着他走到病房里，看他进去了，我也把目光收回，继续我的工作。

　　隔了几分钟，听到易拉罐碰撞护士站台面的声音，我抬头看到两盒八宝粥放在我面前，陆爷爷嘴角带着少见的微笑说："小黄，不是什么好东西，你们空了吃点，垫垫肚子。"我连忙摆手说不用，让他拿回去自己吃，并谢谢他的好意。他把八宝粥放得离我更近一点："你们这么忙，就当是感谢你们照顾我的一点心意，收下吧！"我收下了八宝粥，连向陆爷爷道了几声谢谢。

　　陆爷爷没有走，他在护士站前的长椅上坐下了，看着我和同事干活，我感觉他是想说点什么，就等着他想说时再说。

　　陆爷爷终于先开口："我可以坐在这里和你们说说话吗？你们忙的话就去忙，我就在这坐坐。"我连忙说可以，这是难得的陆爷爷想跟我们交流的机会。

　　陆爷爷说："刚开始生病时，我以为就是血结果不好，有几项偏低，吃了药，做了检查就会好了，后来做了好几次骨穿，医生说骨髓异常增生，我一个乡下人哪里懂这是什么意思，医生又说这相当于是白血病的前期，比白血病要难治，根治的方法只有移植。哎，我害怕死了，害怕自己的病好不了，每次住院检查各项血指标结果都低，打了那么多针，吃了那么多药都没有效果。家里已经为了我花了很多钱了，真的是拖累他们了，但我又不敢和他们说，怕他们担心。家里人现在讲话也小心翼翼，生怕影响我的情绪，感觉现在大家都很煎熬。"他的眼里透着忧愁，眉头一直紧皱着。

我心里有些酸涩，靠近他拉起他的手，温声道："我能想象到您的心情，我们科很多病人也会有您这样的想法，我们可以想想以前，您家里人有困难或者生病的时候，您有放弃过他们，觉得他们是累赘吗？"陆爷爷想了一下说："小黄，我们那个年代，生活要求不像现在这么高，但也要养活一大家，我是家里的顶梁柱，有一天打过几份工的经历，我不敢懈怠，难熬的日子，困难的日子咬咬牙也就坚持下来了，把儿女拉扯大，成家立业，也有了孙子孙女，他们都很孝顺，这是现在唯一一件能让我高兴的事了。"说起家人，他脸上露出了笑容。

看着陆爷爷，我想起了我爷爷，他也是个不爱说话的人，但爷爷承载了我整个童年的快乐，他手上的老茧越来越厚，我们这个家也越来越大，小时候他带着我去看病，骑着那辆自行车带我走遍了沙溪的大街小巷，小学、初中、高中校门口都会有爷爷的身影。爷爷送我离家上大学，问我生活费够不够。我越长越大，爷爷的头发越来越白，越来越稀疏。前几年爷爷身体开始不好了，一开始是胃，后来是胆囊，手术的那一天，我看了无数次墙上的时钟，饱受着煎熬，工作的原因没办法一直照顾他。

我告诉陆爷爷我爷爷跟我的故事，并说道："我恨不得替他分担痛苦，我也从没觉得生病的他是累赘。家人是我们最坚强的后盾，我们不妨放下担忧，和子女、身边的人多聊聊，聊聊最近的工作、生活、发生的趣事，可能就会发现现实并没有想象中那么糟糕。还有就是，您需要多笑笑，您不知道您笑起来还挺好看的。"

陆爷爷眯着眼睛笑说："谢谢你，小黄，和你说完感觉好多了，我不能总闷着，也为了不让家里人担心，要试着改变自己的心态。"

时针指向 21：00，闹钟响起，我对陆爷爷说睡觉时间到了，休息好了，更有利于疾病的治疗。他慢慢站起，朝我摆了摆手，慢慢地走回病房，脚步比之前的轻松。陆爷爷之后每一次入院，不管有没有在我的床位上，遇到他时都面带笑容，亲切地叫我小黄。

人生总有那么一段时光，在静默、在坚忍，在等待一场春暖花开、柳暗花明。患者对疾病难免焦虑，在接受治疗时多有痛苦，我们愿尽力倾听他们内心的声音，用真诚与温暖去安抚他们，为他们某段黑暗的旅途送上一缕微光。

共情的天空

朱鸿婷　金嘉怡

他静静地躺在病床上，面色苍白，时而眉头紧蹙，时而重重地叹息……

而立之年的他，早已被病痛磨损掉了属于这个年纪本该有的活力。初见面时，被他的安静所吸引，一个眉清目秀的小伙子安安静静地躺在病床上。"你好呀！我是你的床位护士小朱，这个月开始由我负责你的护理，有事儿你可以直接找我。""好的。"他朝我应了一句，语气仍然是那么温和。"安静"便是我对他的第一印象。仅在30岁，他便被命运无情地打上了"肺癌晚期伴多处骨转移"的诊断。由于年龄与我相仿，我便对他多了一份关注。

依旧是一个忙碌的早晨，我推着治疗车完成日常工作，由于骨转移造成的癌性疼痛，急需给他注射止痛药来给他缓解疼痛。当我到他的床边准备注射时，一声稚嫩的声音打断了我的动作。

"阿姨，你要轻一点，我爸爸他会痛。"小女孩忽闪忽闪的大眼睛向我投来恳求的目光。

我说："好的，打好针你过来给爸爸吹吹，这样爸爸就不会疼了。"我有点哽咽，但语气还是尽量温柔。

他忍受着癌痛的折磨，但还是对着女儿嘴角扯出一抹笑。这是第一次，我看到他的笑，他介绍说这是他3岁的女儿。他温柔地朝向小女孩："妹妹，我们长大了也做护士，像小朱阿姨一样帮助别人，好吗？"小女孩看看我又看看她爸爸，很认真地点了点头，然后继续玩着她的洋娃娃。

直到小姑娘被奶奶带回家去了，他才敢卸下坚强的伪装，内心的情绪和不甘随着泪水缓缓宣泄出来，他向我哭诉道："我不想就这样死了，我小孩才3岁，她还什么都不懂，我想陪着孩子长大，送她上学，接她放学，给她讲好多好多故事，看着她与心爱的人步入婚姻的殿堂，我不想她以后是没有爸爸的孩子，生这个毛病，我不甘心啊……"

听着他的一字一句，一种无力感如波浪一般重重地拍打在我身上，只觉得泪水在我眼中不停打转，想说些什么，却又不知道该如何安慰。同为30岁，同为人父母，我很明白他的愿望，但我此刻能做的也只是默默轻拍着他颤抖的肩膀，让他放松些，安抚道："别多想，至少现在的情况还算平稳，要积极配合治疗。"

离开病房后我努力平复心情，思量着，"安静"本不该是他这个年纪的表达方式。他本该是家里的顶梁柱，应该是拼搏的年纪，如今却只能躺在病床上，他那可爱的小女儿本应该在家里和父亲一起游戏玩闹，如今却只能在病房和父亲相聚见面。而经常陪护在旁的是他的父亲，因年轻时受过腿伤，现在一直跛行不便，晚年还要拖着残躯为这唯一的儿子担心操劳……于是接下来的每一天，只要我有空，便去陪他聊天，给予我力所能及的帮助，想要帮他重拾生命的热情。

一个灰蒙蒙的下午，他躺在床上，面无表情地和我说："你知道锋利的刀尖扎入前胸和后背的感觉吗？你肯定不知道，可是我知道，那种痛楚……"他捂着胸口使劲摁住，他说这种痛就像万根灼热的利刃刺着。我紧紧握着他的手，轻声道："哥，你要坚强，要做孩子心中最坚强、最勇敢的父亲！我知道你不怕苦、不怕难，咱们积极配合治疗，会慢慢好起来的。"

他并没有回应我，也许他很清楚自己的病情，现如今的治疗也只是缓解疼痛，提高生活质量而已。他伸出那纤细又苍白的手指，指了指天花板说："这就是我每天看到的'天空'，因为腰痛，我只能平躺，每天一睁眼看到的都是这块天花板。"为了进一步理解他的无助，我稍稍地蹲下，和他一起看向他面前的"天空"。

想了一下，我说："等过两天天气放晴，我用平车来推你，我带你到医院楼下内庭院看看吧，那里有盛开的蔷薇花，有蓝天和白云。"这是我对他的许诺。

第二天上班，我带来了我女儿的玩具小夜灯，放到他床边打开了开关，我说："哥，你看，现在你眼前的天花板是不是有了不一样的花色？"他就像收到礼物的孩童一样，开、关、开、关，他不停地按着按钮，不知不觉间竟露出久违的笑容。

往后的日子里，我会时不时和他聊天，说说我这几天的所见所闻，聊聊孩子们成长中的琐事，谈谈我们这个年纪共同的喜好；我会在天气晴朗的时候兑现我的承诺，趁着他做检查正好外出的机会，用平车推着他在内庭院兜几圈，让他感受姹紫嫣红、鸟语花香的天空；慢慢地，我也开始喜欢内庭院的蓝天，我开始期待天气晴朗，我开始期待他女儿的到来，我愿意逗乐他们父女，因为他会开心地笑了。病房生活单调乏味，但他也学会了乐在当下。每当看到他们一家人其乐融融欢聚一堂的时候，我就会拿起手机把他们定格下来，仿佛可以留住这一刻的温馨一样。

在患者无助的时候，愿我们可以成为陪伴他们同行的人，陪着他们踏过荆棘，陪着他们躲过暗礁，陪着他们走出荒芜，陪着他们寻找到一片可以重新振翅翱翔的天空！

第二篇
解锁沟通的密码

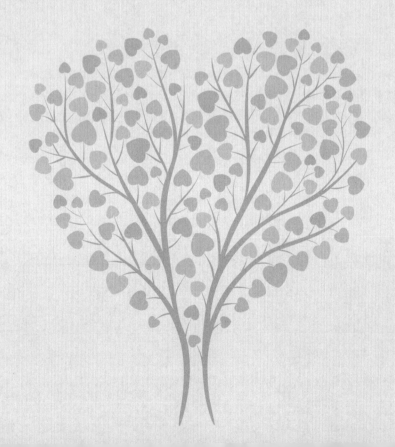

沟通中开出的希望之花

李 洁 曾 诚

你不经意间展现的笑容，或许成了别人一生难忘的容颜，你无意间种下的种子，也许在某个地方灿烂地盛开。医院是一个承载生机与奇迹的地方，希望的种子常在角落里生根发芽，开着娇艳的花。

那是一个寻常的午后，阳光比以往柔和一些，懒洋洋地洒在大地上。科室楼下花坛边，小猫静静地趴着眯着眼，不禁让人感叹岁月静好。可一到科室，同事就跟我说 118 床来了个17 岁的小姑娘，病毒性肝炎，态度比较傲慢，让我赶紧去接一下。刚刚的好心情瞬间消失。

推车进入病房，病床上躺着一个高高瘦瘦、全身皮肤巩膜黄染的小姑娘，她穿着制服短裙，染着显眼的银发，涂着神秘的黑色美甲，右手臂上有一个蝴蝶文身，正玩着手机游戏。按照惯例，我对她开始进行入院评估和宣教，她却始终盯着手机屏幕，手机不时发出"哒哒哒"的打字声，也许是玩累了，她抬头看了看我，面无表情，然后又低头玩手机。可以说这是我工作以来见过最孤傲的女孩，但是本着护士的职业操守，我还是耐住性子，轻声向她询问病史，她有一搭没一搭地回应着我的问题。经了解，她 1 个月前从老家来这里打工，手臂上的蝴蝶文身也是那时文上的，边上陪着的是她的男友，并没有其他家属。当我处理完所有医嘱，再次回病房想去向她进行疾病宣教时，看到她的病床早已空空荡荡，查监控发现两个人输完液就跑出去了。

也许是她觉得病房比较闷，也许是不适应消毒水的味道，想出去转转吧，我心里想着。病人再次出现已经是 2 小时后了，我打开感染科病房特有的反锁的门，进去把刚刚没有做的宣教做完，顺便告知她住院后不得随意离开医院，需请假外出。她满不在乎，说是饿了，医院饭菜不好吃，出去吃了肯德基，我顿时有点怒气，但忍住了，低声说："你的病你现在也应该了解到了，饮食方面肝炎需要吃清淡饮食，不可以吃油炸辛辣的，肯德基、炸鸡这种东西固然好吃，但是你现在的情况不允许这么胡乱吃，要吃也可以，等病情好转，身体恢复。"说到后面我怒气都没有了，变得语重心长，但是她依旧捧着手机，似乎从来没有把这件事放在心上。

第二天上午，我像往常一样走进病房输液，发现她在呼呼大睡。看了一圈，未见其男友，我便弯腰轻拍她。她揉了揉眼睛，有点迷糊，但还是睁开了眼，问："什么事？"我默默地说道："挂水了，现在快九点了，你还在睡，晚上没睡好吗？还是怎么了？"她摇了摇头，转了过去说道："昨天打游戏了，早上才睡觉，别打扰我，你挂完就走。"我有些生气："你是我床位上的病人，我是护士，我有必要就你的健康状况提醒你，你现在是急性病毒性肝炎，肝炎是需要静养的，你这样做只会加重你的病情。你最好让你父母过来，我们需要跟他们沟通一下，17 岁的小姑娘，花样年华，正是对未来有无限憧憬的时候，你怎么能对自己的身体如此不上心。"

离开病房，我对护士长反映了该情况，护士长听到以后低头思考了一会儿，说："等你忙完，这小姑娘也睡得差不多，我和你一起去看一看，和她谈一谈。她年纪轻轻，比我家孩子也没大几岁。我们作为护士，不仅仅要在身体上对他们进行护理照顾，还需要关注他们精神上的需求。你刚刚工作两年，经历得还不多，我们和病人直接接触多了，很多患者其实还是愿意把他们的心声说给我们听的。"

我点了点头，思绪万千，护士这个职业，别人眼中的白衣天使，原来救死扶伤不仅仅是身体上的治愈，更是心灵上、精神上的治愈。也许你在病房不经意的一句话，却有可能给别人带去一丝支持、一缕慰藉，或许能帮助某个无助的人重新燃起对生命的希望。

过了许久，我和护士长相伴进入病房，小姑娘仍然在睡觉，我刚要上前把她叫醒，护士长伸手拦住了我，打算让小姑娘继续睡，但是我们的开门声或许吵醒了她。我们说明了来意，想和她沟通，小姑娘刚开始并不想开口，但是护士长在一旁默默地开导，她才慢慢地吐露了心声。经过沟通，才知道小姑娘的父母在外打工，家中还有一个弟弟。她初中毕业就独自来太仓打工，结识了现在的男友，发现自己生病后，男友对她十分冷漠，父母也不关心，使她越来越自暴自弃。其实她也很无助，希望父母能多看望自己，多关心自己。当她把自己的情况说完后，默默地叹了口气，17岁的脸上多了几许坚强，但是眼角的泪水却出卖了她，本该在父母的庇护下无忧无虑的她，此时只能自己承受。

回到护士站，我们根据入院登记联系小姑娘的父母，他们得知自己的女儿生病住院，没有犹豫，买了当天下午的车票。当我把父母要来的消息告诉她时，她一瞬间有点惜，但更多的是喜悦，或许她只是不知道父母对自己的关心，认为他们只在乎弟弟，到后来沟通就越来越少了，她也在叛逆期，好在借此机会她终于说出了自己的心声。

小姑娘的父母是第二天上午到的，当他们出现在病房的时候，小姑娘忍不住地哭出来扑了上去，看着他们一家三口的团聚，我心中倍感欣慰。等我到病房输液时，小姑娘笑着对我说："谢谢姐姐，也谢谢你们领导，我准备和爸爸妈妈回老家，好好找个工作，不再混啦。"说着朝我笑了笑。

我一愣，也笑着回应，心里默默地祝福她，希望她在未来能够继续兴致盎然地与世界交手，一直走在开满鲜花的希望之路上。这场简单又不简单的沟通交流，却让小姑娘和前几日完全不同，给人焕然一新的感觉，少了颓废和沮丧，多了阳光和开朗，她朝我笑的那一刻，我在她眼里看到了星辰皓月般美好灿烂的光芒。愿我们护患之间能有更多这样的有效沟通，为更多人带去温暖。

被"偷走"的声音

王佳颖　瞿赟一

　　一轮缓缓移动的冬月洒下万里银霜，高高地挂在苍茫的夜空中，衬托着这冬日的萧瑟。还有一周不到便是大年三十，这个城市凌晨的街头本就鲜有游人，更何况这个深冬。好在医院的暖气驱走了我身上的寒冷，我换好工作服，打开贴着迎接新年春联的大门，迎接着我的又一个夜班。

　　顺利地完成了交班，做好了基础的工作，我坐在电脑前写起了记录。夜晚静悄悄，只有心电监护仪传来病人的心跳节律，大大的玻璃窗外是漆黑的夜色，衬托着这个清冷的夜晚。偶尔，有远处传来的爆竹声以及透过玻璃窗呈现的绚烂烟花，但转瞬即逝。然而，一阵突兀的声音打破了这个深夜。"啪！啪！啪！"一声一声，是拍打金属栏杆的声响，我循着声音的源头走去——是孙爷爷醒了。

　　孙爷爷，85岁，退伍军人，因为脑梗死后遗症长期住院，已经快三年了。处于嗜睡状态，四肢可以轻微活动，但因为气管切开，导致他无法发声，需要依赖吸氧、吸痰、鼻饲营养液等精心地护理来维持他的生命。孙爷爷与我们的交流都靠点头、摇头，以及每当我们为他完成翻身、擦身的护理后，他总会向我们敬礼来表达自己的感谢。

　　孙爷爷看我走到他身边，停止了拍打床栏，张着嘴巴迫切地想要说着什么，但他再尽力，也是徒劳，就如同被病魔摧毁了与这个世界交流的桥梁。

　　我问道："孙爷爷，怎么了？是不是感觉喉咙里有痰咳不出，需要我给您吸个痰吗？"

　　孙爷爷摇了摇头，依旧卖力地动着嘴唇想要表达他内心的想法。

　　"是背上痒，要挠挠吗？""躺着不舒服换个姿势吗？"……

　　我不断地询问，试图从孙爷爷的表达中探察他的想法，但是失败了。孙爷爷失望地摇着头，最后，他闭上眼睛，然后转头看着漆黑的窗外，不再看我。

　　他凝视着窗外，眼神只剩下失望与落寞。疾病不仅剥夺了他生活的自理能力，还剥夺了他的语言能力，他无法与其他人沟通，就如同置身孤岛，孤立无援。在这个漆黑的深夜，我成了他唯一可以依傍的光亮。

　　想到这里，我耐着性子，继续尝试与他沟通。

　　而孙爷爷面对着我这样一个"不懂他的人"，逐渐焦躁，他更加用力地拍打着床栏，"啪！啪！啪！"的声音就好像从孙爷爷心底发出的呐喊，他靠着肢体上的动作发泄他的不满，我实在无法弄清他的需求，只好退而求其次地安抚。

　　"孙爷爷，是不是睡不着？要不我用平板给您放点电视看？"

　　孙爷爷听了这个方案，心情似乎平静了些许，点点头表示接受这个提议。我总算松了一口气，推了一辆小车架着平板，给孙爷爷播放他爱看的电视剧。孙爷爷突然指着平板，又看向我。

　　"怎么了？要换一个看吗？"

　　孙爷爷摇了摇头否定我，继而不再看平板，生闷气似的又别过了头。

　　"这个平板里有您儿子特地下载的您爱看的电视剧，您不看看吗？"

　　孙爷爷似乎捕捉到了什么，又指着平板，我又像打哑谜一样问着他，但还是徒劳无功。

　　窗外烟花再次响起，我和孙爷爷都被窗外的烟花吸引住了，孙爷爷似乎更激动了。我尝试着问了一句："孙爷爷，您是想家人了吗？"

　　孙爷爷激动地点着头，我也终于明白了他的心思。也许他看到了今夜窗外绽放的烟花，想起了自己也曾经阖家团圆，相伴欣赏着夜空的烟花，彼此送出过最真挚的祝福，祈祷着年年岁岁的平安与相聚。

　　孙爷爷的家人确实挺忙的，有时候也无法做到隔天探视，我和他解释道："孙爷爷，您知道吗，马上就要过年啦，您的儿子他肯定很忙，他得空了就会来看您的，您在医院有我们陪着您，好吗？"

　　孙爷爷对这个结果并不满意，皱起了眉头，我想了想说："那这样，现在已经半夜啦，等天亮了我打电话给您儿子帮您问问他好吗？"

　　孙爷爷愣了一下，似乎在思考，最后点了点头，我又安抚了他一下，像哄小朋友一样，哄着孙爷爷入睡了，夜晚又恢复了宁静。

　　隔天，孙爷爷的儿子如约而至，家人们的陪伴让孙爷爷的高兴劲儿一直延续着。

　　大年初一时，我用平板为孙爷爷直播了主席的新春贺词，孙爷爷的眼睛紧紧盯着屏幕中的这盛世，用力标准地行着军礼，又转过头对我点点头，眼中仿佛有泪光在闪烁。

　　孙爷爷眼中的感动与肯定让我感到所有的付出都是值得的。这份职业带给我的不仅是成就感，更是一种无以言表的满足。

解 语

王奕嘉

母婴同室的病房总是温馨明快的，在越过产房大门的那一刻，母亲和孩子就是生死之交。孩子天然就是母亲的光，是母亲甘愿为之付出一切的存在，但 36 床宝妈似乎有些不同。

晨间交班，我例行询问新生儿的加奶量，宝妈躺在床上用平板看着电视剧，半晌才匆匆抬头回复一句："都是喂的奶粉。"我上前查看泌乳量，发现泌乳确实还未启动，就絮絮叨叨问起了按摩挤奶的频率、宝宝吸吮的时间，又喋喋不休地说起了增加泌乳量的方法。只见宝妈原本舒展的眉头逐渐紧锁，那神情仿佛学生时代遇见老师拖课，最后竟背对着我翻了个身，似不愿理会。看着她的反应，我不禁哑了声，默默退出了病房。回护士站的路上我百思不得其解，被其他宝妈视如珍宝、极致苦求的母乳为何仿若沙砾一般无法引起她一丝一毫的重视呢？

我推着治疗车开启了一天的治疗与护理，刚走至 36 床的床边就看见孩子的外婆抱着孩子软声问着能不能再给宝宝哺喂一顿，或许再吸吮几次就能有母乳了。宝妈锁着眉头坚定地抗拒，孩子外婆仍不退缩，抱着孩子想往她身边凑，这一下似乎触怒了她，只见她的手重重拍在床垫上，脸色十分不好看。

我叹了口气说道："宝宝饿得直哭呢，你就喂一下安抚安抚吧。"她偏过头去："不管他，喂奶粉就好了。"说罢又摆弄起了平板，孩子外婆只好妥协，拿起奶瓶往开水间走，一路叹息。

我走上前轻声问宝妈为什么不愿喂母乳，她仿若打开了话匣子，滔滔不绝道："自从我怀孕，身边的家人亲戚，甚至我的父母总是一遍遍地向我诉说母乳喂养的好处，生怕我像表姐那样拒绝喂奶，可是谁来心疼我，我难道就只是一个没感情的奶瓶，是个工具人吗？"看来是被外来施加的想法激起了逆反心理，我软了软语气安抚道："可是喂母乳确实有很多好处，你的家人并没有说错，可以提高宝宝的免疫力，促进子宫收缩……"

我还未说完便被她打断："你说的这些好处比起半夜起来喂奶的困倦、忍受涨奶带来的疼痛、乳头皲裂后血水混着奶水流淌的惨相，对我来说简直不值一提。"

我愣愣地看着她，显然这一连串回答将根基未稳的我敲蒙了，思索良久，终于问出了心中所想："你是初产，这些又是从哪知道的呢？"准备与我一番唇枪舌剑、激烈辩论的她似乎并没想到我会如此发问，因激动而微微涨红的脸上也露出了一丝茫然："网上都有啊，我从怀孕就开始翻看这类话题了。"她顿了顿，仿佛再次找到了切入点，"你们这些医护人员跟我那些亲戚本质上是一样的，只追求母乳喂养，根本不考虑宝妈的感受。"

我叹了口气，觉得有些棘手，准备从亲情的角度与她找到一丝共鸣："那宝宝呢？现在新冠刚刚平息，甲流席卷而来，想必你也见过网上一些宝妈四处求药，手足无措地无奈痛哭，你真的不愿意给他一些源自你的抵抗力吗？"仿佛灵魂被击中，她低下头看着婴儿车里的孩子，目光里有了些内疚。

我趁着午休时间搜索了不少母乳喂养的相关话题，网上对此的讨论甚是激烈，甚至上升到对女性自主权不受重视的批判，辩论赛式的论点论证与激扬的文字引得无数女孩在评论中表示自己将来也不会母乳喂养，要做传统观念里的离经叛道者，做自己的主人。一瞬间，我终于明白了她的想法与愤怒点。

下午我再次走进了病房，这次她没有再看电视剧，而是愣愣地盯着孩子的睡颜发呆，感受到我的靠近，终于抬眼道："你还是打算劝我吗？"

我摇了摇头："只是想和你聊聊天，网上的言论我也看了，能理解你的想法，你希望拥有自己的想法，可以自己做主，但网上激烈的言论何尝不是在左右每一个看客的想法？只要遵从自己真正的意愿就好。"

她沉默片刻终于点头道："网上的文字确实能煽动人心，我也很大程度上受了影响，但有一点说得没错，虽然母亲给了孩子生命，但这并不代表就要为孩子献出所有，我也有自己的生活。"我点头道："是的，在我们年轻一代看来生活并不只是孩子和家庭，我们更注重自己的想法与感受，但并非所有的事情都可以用理性和规则去解读……"见我仍试图引导，她似乎失去了耐心，扭过身去将被子拉过头顶，不再言语。我叹了口气，无奈地退出了病房。

第二天上班，我小心为她做着消毒，几次话到嘴边却又不敢开口，怕她仍像昨日般不耐烦。

许久，她率先打破了沉默："我的小姐妹因为出血多，最近在保胎，医生说她是低置胎盘，需要住院卧床每天打针，先前她就因为先兆流产卧床了 2 个月，昨天她和我打电话时一直在责备自己，泣不成声。"她顿了顿，脸上有了些不解："我们俩观念其实很像，都很注重自己生活品质，没想到有了孩子后她也变成了无限为孩子付出的性格。"

我摇摇头："与其说是为孩子无限付出，我想更深处的内心羁绊应该是责任，既然今生有缘成为至亲，她一定觉得自己有责任把孩子健健康康地带到这个世界，来感受酸甜苦辣、人情冷暖。"她的眼底染上一丝难过："可等孩子出生后，全家的心都偏向孩子了，明明在孩子出生前我才是最受宠的那个。"

我见她神情松动，轻声宽慰道："但是我觉得你的姐妹的身边也一定有很多人关心照顾着她，她感受到了很多的爱，所以她也愿意把这些爱分给孩子，我想你也一样，能感觉到你的家人非常在乎你，为你准备精致的饭食，水果也是顿顿不落，你愿意把你所感受过的爱分享给孩子，让他也来感受一下这世间的奇妙和美好吗？"

低头思索片刻后，她缓缓仰起脸，很认真地看着我说道："是的，我的家人很疼我，在成长的过程中我也收获了很多的爱，我想我应该有能力把我感受过的关爱传递给他吧。"说着便缓缓地看向了婴儿床上她那安心入睡的宝宝。我笑着小心试探着问："那么你愿意给他尝试着喂母乳，让他感受你的怀抱吗？"她从婴儿车里抱起孩子，轻轻抚弄着孩子说道："我试试看。"

后来，我走进病房时，常常能看见她哺喂着孩子的样子，阳光从窗中倾泻而下落在她身上，带着说不尽的温柔与暖意，满室温馨，我也终于松了口气。

在护理工作中，理解上的偏差往往会导致护患双方意见相左，而一味地劝说与宣教或许只会激化矛盾，因此找寻问题根源尤为重要，沟通与理解无论在何时都是最优解，关怀之爱微弱如烛光，却足以照亮心灵。

不必隐瞒

袁陆璐　邵镜霖

爱，是彼此守护，而隐瞒，是另一种无声的爱。

王奶奶第一次入院是我接待的，那时候的她步履矫健，满脸笑意，入院后积极地配合完成各项检查。王奶奶是因为发现盆腔包块入院，准备做腹腔镜手术。手术前我详细地向她讲解了手术注意事项，并安慰她不要太紧张。王奶奶略带紧张地说："我怕今晚紧张得睡不着？我可不可以回家睡呀，我保证明天一早就来。"

我有些抱歉地拒绝王奶奶："按照规定，手术前一晚一定要住医院呢，这样可以保证手术前没有其他意外出现。手术前失眠是很常见的现象，若实在睡不着，医生评估后如果可以，就能帮您开一粒助眠的药物，您看好吗？"

"好吧，可我这心里还是有些怕。"王奶奶仍带着犹豫，却勉强答应了。

但是意外，就是让人措手不及，原本预期只是一台普通的手术，王奶奶术中病理显示是输卵管癌。

王奶奶女儿知道情况后心情异常低落，再三请求我们帮着隐瞒病情，她说："拜托你们一定要保密，暂时不要让她知道这个结果，我怕她接受不了。"说着，王奶奶女儿眼神中的悲伤、委屈、坚强都一一化在了那控制不住的泪水中。

可是王奶奶的敏感，让她似乎察觉到了什么，原本手术后王奶奶按照术后锻炼计划恢复得很顺利，但渐渐地，王奶奶的情绪越来越不对劲，变得沉默寡言，也不再积极地配合功能锻炼了。

她女儿偷偷向我求助："袁护士，不好意思哦，你们有没有跟我母亲透露什么？我感觉她好像知道了什么，胃口变得很差。"

我连忙向她保证绝对没有透露："别急，我们一起找找原因，好不好？王奶奶术前就比较焦虑，有没有其他事情让王奶奶想多了呀？"从和王奶奶女儿进一步深入的交谈中得知，原来王奶奶的父母和妹妹都是得癌症去世的，而且这三个人去世前都是王奶奶照顾陪伴的，所以王奶奶对癌症病人所要面对的情况一清二楚。王奶奶女儿也知道，想一直瞒着是很难的，但是能瞒一天是一天，她很怕王奶奶知道后不肯配合治疗。

但不曾发现，某一处平静的水面竟是看不见的漩涡，不知什么时候就将一切卷入其中。随着一起手术的病友都陆续出院，王奶奶的治疗方案却一直在变动。第一次腹腔化疗的时候，王奶奶一脸消沉地说："我太难受了，我不想治了，我想回家。"

王奶奶女儿听了后，拼命忍着眼泪来找我们求助。在请教心理小组和护士长后，我与她女儿沟通道："也许，我们可以试着改变一下，告诉王奶奶一部分病情，这样或许能打破现在的僵局。"

王奶奶女儿听从了建议，将一部分病情告诉了王奶奶，谁知王奶奶依旧沉默，治疗还在继续，效果却仍是不佳。每次我为王奶奶做治疗时，看着她日渐消瘦的面庞，我总会抚摸一下她的脸，希望她开心一点儿，有一天，王奶奶拉着我的手说："小姑娘，谢谢你们，其实我早就猜到自己情况不好了，我也知道我女儿一直躲着我哭，眼睛那么红，我怎么可能看不见呢？现在我女儿告诉我情况了，我就想请你帮我问问医生我大约要化疗几次。我女儿在医院陪得我太辛苦了。我也不忍心。"后来，我把王奶奶的话转述给她的女儿。王奶奶的女儿感动不已，主动请求医生与王奶奶进行全面的病情沟通。清楚病情后的王奶奶，整个人反而变得轻松了，也主动配合治疗了。破云而出的阳光似乎终于洒满了这张病床。

当医护人员告诉家属患者得了癌症时，家属常常会惊慌失措，他们会在要不要告诉病人这个问题上犹豫不决。许多家属总认为隐瞒是最好的办法，害怕患者在知道病情后产生悲观厌世的情绪，从而影响癌症的治疗和预后。

但其实有些时候让病人在不知道病情的情况下接受痛苦的癌症治疗，无异于被蒙着双眼在沙漠里跋涉。病人知道病情后，至少知道向哪个方向前进，尽管道路仍然很艰难。家属不能在爱的理由下，将病人蒙着双眼，任他一个人在黑暗的沙漠里走完最后的路，那其实对有些人来说也是无比心酸的。一个处在逆境中的人或许最需要的就是被理解，觉得在苦难面前不孤单，有脆弱能被人在乎、痛苦能被人分担的底气，那也许就能帮助他坦然而积极地面对一切，重新振作起来。

舒展的眉头

王燕灵　吴燕

"假如你不够快乐，也不要把眉头紧锁。人生本来短暂，为什么还要栽培苦涩。"这是现代诗人汪国真对人生的感悟。人生总有不如意时，每当我感到不快乐的时候看到它，看到这段文字，它总会源源不断地给予我力量，让我对生活的磕磕绊绊释怀。

每每思绪到这，我就不禁回忆起她来，想起曾经那个经历病痛折磨沉默寡言的她，那个曾经经历生活挫折崩溃大哭的她，那个曾经在雨过天晴之后也可以舒展眉头的她。

那时我作为新手小护士才刚到泌尿外科不久，与她相遇的记忆，一开始是不太愉快的。其实，我对她的第一印象是一个长相精致秀丽、气质出众的漂亮姐姐，我还曾感叹于她的悲惨遭遇。谁能想到一个25岁的小姑娘会在晒衣服的时候不小心从三楼的阳台摔下，右肾裂伤严重。但不幸中的万幸是，她并没有损伤肾盂部分，经过积极的补液输血治疗后，出血慢慢控制住了。

大家一定好奇，这初遇怎么就不愉快了呢？不是挺正常的护患相见吗？

然而，这个精致秀丽的姑娘刚住到医院的病床上，在医生前来询问病史时，将水灵灵的大眼睛立刻闭上，对医生的问题不理不睬，任由旁边的家属怎么劝说，她依旧固执己见，全然不听，一副与世界作对抗的模样，医生也无可奈何，只能从家属口中先行了解情况。

我在一旁看着，顿觉这个姑娘可能是个不太好相处的人，我可得仔细一点。果不其然，就在随后的治疗中，她颠覆了我对她的认知。当我正准备去给她进行静脉输液时，我仅仅在床边进行用物整理，还没有开始打针，她却突然情绪激动起来，对着我大喊大叫，那一张开合不停的嘴里吐出令人窒息的秽言。说实话，那时我很是受伤，虽然我刚刚踏入护理这个行业时间不久，但我曾有幸遇到的患者都是和煦温暖的，我们沟通顺畅，互相尊重，我还是第一次遇见这么暴躁、竟破口大骂的患者。委屈难过占据了我的内心，我不明白她为什么会突然对我这样，我愈发觉得她是一个脾气不好、暴躁易怒的患者，甚至一度害怕和抗拒与她的接触。

午休时，我才从同事的口中得知她背后的故事。原来在这个月她本该走向她爱情的殿堂。然而，无意间的意外摔落，婚礼无法如约举行。我去为她做治疗之前，男朋友进行安慰，竟又演变成了病房里的大吵一架，所以她只能用喊叫、谩骂宣泄着她的无助和痛苦。

这一刻我的成见烟消云散，我能理解她的难过和痛苦。作为满心期待、等待出嫁的小姑娘，突遇变故，她想发泄情绪也很正常。

或许是接受了事实，亦或许是所有的坏情绪发泄完毕，她整个人显得落寞不已，仿佛原本绽放绚丽的花朵被乌云笼罩、被雨水打落。我也再次鼓足勇气迈入病房与她沟通，我开始耐心地教她床上的功能锻炼，在她腰酸的时候，轻轻地给她翻身，指导她如何预防再次出血的一些技巧。虽然她仍兴致不高，对我依旧是不理不睬，却也不再排斥我的接触了。

由于卧床时间长，她肠功能紊乱的症状愈加明显，腹胀也逐渐加重，我先试着给她腹部按摩，再教她咀嚼口香糖，循序渐进，肠功能逐渐恢复，食欲也日益增长。慢慢地，在我跟她解决这些问题的时候，她会回应我几句，而我教给她的功能锻炼，她也慢慢地能够按时完成了。

就这样，在不断的相处中，我们的关系渐渐融洽，我才发现她其实是个温柔细腻的人，并非我们初遇时的暴躁易怒。她会在我给她会阴护理时，说起她的烦恼，说以后她要是生孩子是不是不能顺产了，不能用力了；她会在嘴馋的时候，偷偷喝一杯奶茶，还不忘给我带上一杯；她会在我下班的时候，跟我说辛苦了，明天我们再见……

在她出院的那天，她说："这段时间谢谢你，一直以来我欠你一个道歉，请你原谅我那天的恶语相向，希望在我出院以后，我们还是朋友。"说话时她竟泛红了双眼，不好意思地用被子把头蒙了起来，我走过去，隔着被子轻轻地给她一个拥抱，然后走出病房。

从一开始的沉默寡言、不理不睬，到温声细语、相处融洽，再到最后的眼眶泛红、依依惜别，我深刻体会到了作为与患者直接接触的护士，我们对待患者的态度会直接影响患者的情绪和患者对我们的信任。要当好一名护士，在我们和患者打交道的过程中，我们就必须用心去倾听患者的心声，站在患者的角度去考虑问题。

我没有想过自己要变得多强大，但希望自己成为一个有能力温暖别人的人，成为一个能让患者即使伤痛也能舒展眉头过日子的护士。所以，从我做起，感恩生活，感恩遇见，感恩工作，尽我所能，帮助困境中的人，陪着他们一起舒展眉头，欣赏这一路的鲜花怒放。

送你一朵小红花

陈　聪　孙雅楠

老话常说生活不易，人生坎坷，世上多风雨。其实不然，我们每天呼吸着新鲜的空气，戴上耳机可以自由地奔跑，可以每天听着父母琐碎的唠叨，下班回家可以看见孩子脸上天真的笑容，用心观察和体会，你会发现这一切是多么幸福而美好。但是生活总是善于与人开玩笑，对于某些人而言，好好活着也从不是一件容易的事。

那天我的床位上来了一位肩痛的老大爷。大爷60多岁，老伴陪同入院。从大爷的穿着打扮上看得出他是一位"讲究人"，熨烫过的衬衫板板正正地穿在身上，双鬓爬满了白发却打理得一丝不苟，面容严肃，不苟言笑。在接诊的过程中，得知大爷是一位退休的老教师，平时和老伴一起生活，儿子儿媳在外地工作，逢年过节才能回家陪伴老人。大爷2个月前在家里摔了一跤，当时感到肩部疼痛，没太当回事儿，但2个月过去了肩痛不见好转，反倒日益加重了，大爷还不放在心上，老伴心慌了才督促着来到医院看病。

我将大爷领到他的病床上，介绍了病区环境、床位医生以及注意事项，大爷依然面带严肃，没有任何表情，却能看出他听得十分认真，双眼直愣愣地盯着我讲，说实话当时的氛围确实有点让人紧张，看着他的双眼，我都差点忘记了自己要说什么，还好良好的职业素养让我立马反应过来，顺利地结束宣教。但万万没想到，正在我准备离开的时候，大爷突然放松了自己，浅浅笑了下，还不忘夸一句"你说得很响，我听得很清楚"。那一瞬间，我也同大爷一起放松了下来，一阵暖意涌上心头。在之后的护理中，大爷全程都乐呵呵的，与刚刚的他判若两人，甚至快让我忘记了初见时的模样。

生活总是这样，充满了意外，你永远不知道下一秒会发生什么。本以为大爷只是骨折引起的肩痛，未曾想……

第二天我刚上班，还没来得及开口介绍自己，大爷就笑呵呵地说："小陈，你来上班啦！"我也热情地回复道："是呀大爷，今天还是我小陈管您呦。"大爷说："好好，你的声音最响亮，我听得最清楚。"一时间，病房里的气氛和谐又美好。下午我给隔壁床病人做宣教时，却发现大爷有点"不对劲"，他背对着我转过身去，仿佛没看见我一般，躺在床上一动不动像是在睡觉。一旁的老伴似乎看出了我的疑虑，神情难过地拉着我往门外走，一股不好的预感涌上心头……老伴叹了口气，说道："我们刚做完检查回来，他问了医生，知道是检查结果不太好，还要做进一步的检查才能确诊。回来后他就闷闷不乐，一个人呆呆的，也不说话了。"

我赶紧调出了大爷的检查报告——"病理性骨肿瘤"，我惊愕了，一时间竟不知该如何开口告诉大爷，安慰的话语堵在心口，不知如何表达。回到病房后，我假装若无其事地继续与隔壁床病人做出院宣教，一边悄悄观察着大爷的举动，大爷还是背对着我。我仿佛能从他的背影里感觉到他的无助和彷徨，他似乎对什么事情都提不起兴致，又变回了初见时的模样。自那天以后，每次到病房再也听不到大爷乐呵呵的笑声了，原本乐观开朗的他变得沉默寡言，每天都呆呆地坐在病床上，连老伴都不搭理了。隔壁床家属还悄悄告诉我说大爷都不吃饭了。看着大爷日渐消沉，我暗自决定要为大爷做些什么。

下班后我换上自己的衣服，来到了大爷床前，此时的大爷正坐在窗前双眼无神地看着窗外发呆，落寞的背影看着不免有些凄凉，我心里也一阵酸涩。我轻轻拍了拍大爷的肩膀，大爷转过头来，看到是我有些意外。我整理心情，笑嘻嘻地说："大爷，我下班了，现在可不是护士小陈了哟，我是病人家属小陈啦。"

大爷吃惊地问道："你怎么会是病人家属？"

于是我便把我奶奶的"故事"告诉了他："小时候我是跟着爷爷奶奶一起长大的，他们陪伴着我成长，在我的生活中不可或缺，但有一天她'生病'了，得了一种很不好的病，大爷，您能体会那种着急吗？我们带着她看了上海几家医院，不幸的是被告知都是同样的结果，手术治疗是唯一的办法。连我都慌了神，但从没住过院的奶奶比我们想象中的坚强，她积极配合医生治疗，手术、化疗，一切的痛苦她都挺了过来，还盼着我结婚成家。"

说到这里，我转头看向大爷，大爷表情纠结，欲言又止。我立马抓住时机"趁热打铁"问道："大爷，您有孙子吗？孙子多大了？"

大爷忽然间来了劲，拿起手机给我看他的锁屏照片："这是我孙子，小家伙才1岁多，你看肉乎乎的多有劲啊。"

我瞬间找到了"突破口"，反问大爷："小家伙才1岁，还不会喊爷爷吧，您想不想听他喊您一声爷爷？"

大爷叹了口气，低声说道："我想啊，但我想有什么用呢？就我现在的身体怎么领孙子？"

我严肃地跟大爷说道："大爷，这我可得批评您了，我可问过医生了，医生说您这个癌症是早期，这次摔跤'正巧'被查出来，只要积极配合治疗，预后效果会很好的。说不定孙子结婚您还能喝到喜酒呢！"

大爷的眼睛瞬间来了光，精神了起来，他非常认真地问我："你说的是真的吗？我真的还能活那么久？"

我拍了拍大爷的肩膀，假装发愁地说道："如果您还是像现在这样不好好吃饭，又不乖乖吃药，也不配合治疗，那肯定是不行的！"

大爷若有所思，突然抬头，对着老伴说："老伴，快给我买饭，我饿了，我得吃饭。吃完饭我还要吃药，明天查房我就跟医生说我要看病，我要把病看好，我还要领孙子呢。"

老伴激动地答应道："好好好，我这就去给你买饭！"转身便急着去食堂了。

我握着大爷的手，眨了眨眼对他说道："明天上班我会来看您的，表现得好我就送您一朵小红花。"

大爷总算绽放了笑容，说道："你当我是小孩子啊？"

我也调皮地回答道："是呀，老小孩老小孩，说的不就是您嘛？"一时间，病房里又回荡起欢声笑语。

我又悄悄联系了大爷的儿子，告诉了他大爷现在的病情，并把大爷对孙子的思念也一并告诉了他。后来听隔壁床家属说，大爷的儿子几次发视频跟大爷连线，给他看宝贝孙子，还录了孙子的日常短视频发给大爷，每次大爷看了都合不拢嘴。

经过这次深入交流，大爷"变了"，那个乐观开朗的老大爷又"回来"了。经过一个多月的积极治疗，大爷的各项指标基本正常，可以出院了。出院那天，儿子儿媳抱着孙子来接大爷，大爷的脸上笑出了花，别提有多开心了。临走时大爷在护士台说了一遍又一遍的"谢谢你们"，小孙子的手里还把玩着我送给大爷的小红花，一家人朝我挥了挥手，我瞧见大爷的眼里泛着泪光，笑着和他们说了再见。看着他们一家子团圆美满的样子，我从心底里为大爷开心。

对于医务工作者而言，见惯了生离死别，对于"肿瘤""癌症"这样的医学术语我们司空见惯，但当它真切发生在我们身边、发生在我们亲近的人身上时，我们也会感到无助和彷徨。

我们在暗夜里寻光，在荆棘中生长，在时光的平仄里，送出一朵朵小红花，愿身处泥沼的人早日走出困境，永远不要放弃爱和希望。

花落花开自有时

叶　萍　邵镜霖

癌，是恶性肿瘤，人人谈之色变，因为在很多人潜意识里"癌"="死亡"。癌症给人们带来的是躯体、精神、经济上的多重折磨。在护理癌症病人的过程中，我会更多一分细致，但意外的是，护理这样的患者，却更能让我感受到爱与被爱，更能让我汲取到坚韧的力量。

40床的宣爷爷，是我今天的重点病人，现在是肝癌术后第三天。为减轻宣爷爷的焦虑，我们答应家属暂时跟宣爷爷隐瞒病理报告是恶性肿瘤的事实。宣爷爷基础疾病较多，高血压、糖尿病、老慢支，所以术后并发症的护理与观察尤为重要。

上午十点，老爷子在吸氧状态下脉氧饱和度刚达到95%，便询问他今天深呼吸功能锻炼完成得如何。宣爷爷戴着吸氧管，虽然此时角色是患者，但是一点不影响他身上威严十足的气质。

他半躺在床上，面孔方正、神情肃穆地对我说："做了。"眼睛却不看着我，我心里有一些明了，于是对他说："已经做了啊？但是离我们设的目标还是有点低，今天要不我们再一起多锻炼儿组深呼吸？"他点点头，然后深吸一口气，但是没两秒他就屏不住气了，我大概明白他说的"做了"确实只能称之为"做了"。

在这一过程中，我一直担心他会撂挑子不干了，我把脉氧仪夹在他的手指上，邀请他一起观察呼吸功能锻炼后脉氧仪上数字的变化。宣爷爷从一开始只能屏气三秒，慢慢地和规范一样标准，指脉氧仪上的数字也从95慢慢上升到96、97。我让他摸着自己的肚子，感受自己吸气时肚子由扁平变成一个像气球后再慢慢放气的过程。他皱着眉头说："这不是跟和尚打坐一样吗？"我说："对呀，跟自己的身体虔诚交流，才能恢复得更快嘛。"他听完也不再反驳。

本以为我的健康宣教会一切顺利，但在他出现血糖问题时又亮起了红灯。

宣爷爷的餐后血糖一直偏高，但他坚信自己饮食没有问题，我询问他的饮食情况，并为他制定了详细的饮食计划，却被他抨击为教条主义。他不耐烦地冲我挥手道："是你们这个血糖仪不准，我也没吃什么，血糖不可能高的。"

我有点无奈，只能向家属了解他的饮食情况，并且有一次还在宣爷爷吃午饭的时候突击检查。那次宣爷爷手上端着碗，看着我脸不红心不跳地给他用筷子划出这顿可以吃的分量，他一时间目瞪口呆了，他始终如冰山一般的脸上，似乎要被逼出一道裂痕，"这个菜可以多吃点""那个菜只能吃几口""米饭要吃多少"……

说实话，在威严的宣老的面前，尤其是在吃午饭这种私人时刻，我要看着他并做饮食指导，内心还是有点怵的。但为了证明我宣教的糖尿病饮食是有效的，也为了让宣老的血糖能降下来，并让他有个更直观的感受知道怎么吃才对，我必须迎难而上！

正确的饮食执行加药物控制，一段时间后，宣爷爷的血糖相对之前下降了。我测完血糖，忍不住挑了挑眉，得意地询问宣爷爷："怎么样，餐后9.8，这个血糖满意吧？"宣爷爷不怒自威的面容瞬间柔和下来："满意满意，还是要听丫头你的话啊！"陪护在旁的阿婆惊呼："老头都叫你丫头了，看来是真的开心，谢谢你啊！小叶。"我端着血糖盘笑着回道："我也希望阿公血糖稳定下来。"

　　相处一段时间后，我也感受到来自宣爷爷独特的关照，量完血糖他会提醒我当心脚下有鞋别被绊倒，做雾化前他会赶紧喊阿婆把雾化面罩拿过来，订饭的时候他会过来询问我的意见，静脉穿刺失败他还会安慰我，让我再试一次……他像家里的长辈一样，包容着我，让我觉得心里一直是暖暖的。

　　后来，宣爷爷发热有几天了，但他没有像其他患者一样焦虑地问个不停，我看了他递过来的体温表，还是有点低热，忍不住安慰宣爷爷别担心，宣爷爷却不在乎地说道，"我才不担心呢，癌症都不怕，发烧算什么！"这一刻，我竟然有点钦佩他这种坦然洒脱的心态，也惊讶原来宣爷爷早就知道自己患的是癌症。我问他怎么心态这么好，他跟我说："因为不确定的未来，把自己现在的生活过得一团糟，或者因为一个诊断就活在担惊受怕中直到死去，多对不起自己，多不划算！"

　　是啊，不纠缠于过去，不过分担心未来，道理的尽头是大道至简，事情的尽头是顺其自然，我也要学习宣爷爷的这份豁达，过好现在，然后静待花开。

大爱无声

曾 诚

记得实习的时候，我协助分管床位上的一位阿姨因为心脏需要换瓣而住院，不巧查出左心房中有一个黏液瘤。那一日她术前要去做最后一个检查，我送她的平车出了病房，她俏皮地朝我做了个加油的手势，把我逗笑了。不曾想到，在我舒展的嘴角还未合拢时，就听到从电梯口传来了人群的嘈杂声，由远及近，我知道出事了。陪同运送的医生、护士把那位阿姨迅速推了回来，只见她双眼朝一侧凝视，面色如灰，呼之不应，肢体偏瘫——最不想发生的黏液瘤脱落还是发生了……

一轮抢救结束后，我困惑并且内疚地问了护士长，是不是我们不送她去做检查，这件事情就不会发生了呢？护士长说，不是的，不管去不去做检查，她一咳嗽，一翻身，甚至一呼吸，黏液瘤都可能脱落，尽早检查是为了争取手术时机。从那以后，我知道了，有些疾病如同出生、老去、死亡一般是常态，像暴风雨来临一样是挡不住的。

工作后，同样的场景再次出现。我负责的床位上收治了一位温州的90岁阿婆，儿子、儿媳带阿婆前来太仓探亲，因为发热且精神反应差，既往有脑梗死、房颤病史，就收住在我们卒中病房。这次情况比她以往脑梗死发病情况更加凶猛，因为阿婆入院后第二天完善心超后，竟得知她左心房有一个很大的附壁血栓，大小约为左房容积的一半。所以医生一拿到检查报告就对我们护士和家属千叮万嘱，让阿婆在抗凝治疗期间一定要绝对卧床，预防血栓脱落。

根据家属描述，阿婆虽然年龄大，但平时生活自理，事事要强，不愿求人。但现在病情要求她必须躺在床上，大小便也要在床上。我反复跟她儿子、儿媳说了防血栓脱落的原因、目的，希望他们能好好跟她说说。

过了一会儿，阿婆的儿子皱着眉头跑来找我，试探性地问道："怎么办？老娘很偏，一定要下来的，看能不能就她去厕所的时候我们家里人扶着她走，保证不让她摔倒，平时不上厕所就不让她下床了，行不行？"

我第一反应就是，不行，绝对不行，我绝不能眼看着曾经的那一幕再现。我无比严肃地跟眼前阿婆的儿子说："叔叔，不让阿婆下来，不仅是怕她摔了，更怕动作幅度大，她心脏上的血栓掉下来，那就像一个定时炸弹一样随时都可能被引爆。"她儿子更加焦虑地盯着我："但是也不用过度担心，抗凝治疗可以控制血栓，时间一长，只要血栓不发展，它就会机化，让活火山变成死火山，血栓的危险性就大大降低了。"我安慰着他继续说道。

听到这里，他才长舒一口气，可一瞬间过后他又再次面露难色："可你说的这些，老娘可能不懂，我们也跟她说不明白，看吧，她现在精神好一点又要嚷着下床了。"听到这，我撸起袖子，准备去跟这阿婆软磨硬泡一番了。

跟着儿子来到阿婆的病床前，可眼见的现实又给我出了一道大难题——这个阿婆不但听力严重减退，而且她听不懂普通话，只听得懂温州方言。我对她说一大堆道理，她都基本上没有回应，个别字我要讲得很大声时她才抬头回应我一下。

败下阵来的我深吸了一口气，朝这个两人间病房张望了一番，沉思片刻以后，面对眼前的这位阿婆，我再度披挂上阵，朝她露出灿烂的笑容。阿婆估计见我久久不走，礼貌性回给我一个勉强的笑脸，接着便自顾自地准备要放下护栏下床来，边上的儿子、媳妇和我一起赶紧上前拦住她。此刻别无他法的我，只能双手轻轻握着老人的手，眼神无比坚定地、微笑着看着阿婆，如同遇到难题恳求家里长者帮助一般殷切。

接着我一边慢慢说，一边朝她摇了摇手，示意她不能这么做，不能下床来。不知道阿婆有没有明白，反正她暂停了下床的动作。见这招居然有点成效，瞥见隔壁床是一张空床，我安置好阿婆后，便脱了鞋爬到空床上，我发现她在看我，心想要的就是她注意到我，我就在床上在她面前左翻一下右翻一下，最后笑靥盈盈地举起右手向着阿婆比出了一个"OK"的姿势，然后再来一遍边慢慢说，边在床上翻来翻去，努力让阿婆明白即使在床上也可以行动自如。

然后见阿婆床头桌上还放着被她先前嫌弃的便盆，外包装都还没拆，我跳下床拿起便盆就放到自己刚躺的床上，自己接着就做出躺在便盆上的动作，然后侧过身子朝阿婆又比了一个"OK"的标志性动作，我努力想向她证明在床上用便盆也不是一件难事。

眼看阿婆的目光一直跟着我，我继续我的表演。接着我用颤抖的躯干和双手，做出夸张的下床动作，扶着床沿蹒跚无力地走到阿婆的跟前，我伸出右手食指轻轻指着我的心前区，左手举到胸口半握着拳比出一个小圆圈的样子，右手食指一开始在小圆圈中旋转，然后向上举起、慢慢滑动到我自己的太阳穴处。"您的心脏这边有一个危险的东西可能会游到脑子。"上面的这套动作伴着我放慢节奏的解说展开。

突然我像中弹一般一条腿不发力了，整个身体向空床那边倒过去，靠着一只手紧抓床栏维持平衡，另一只手畸形地挛缩在胸前，全身歪歪扭扭颤抖着。我用我所有的表现力，展示着一个脑卒中患者急性发作的典型样子。看到我变成这样的阿婆，一下急了，赶紧挥手叫家里人过来帮忙。见到阿婆反应明显，我赶紧停了下来，重新站好，恢复了原先灿烂无比的微笑，轻快地去把便盆拿过来放回到她的床上，举起两只手再次向阿婆做了一个"OK"的手势，慢慢地说："用了便盆，就不太会发生刚才的悲剧了。"

剧情到此刻停顿了，病房里我与她面面相觑，她那在观望的儿子儿媳也没有发出任何声响和动作，看似冷场的时候，只听见阿婆"扑哧"一下笑了出来，嘴里咕噜说着一些我听不懂的话。请她儿子来翻译，大概是她同意在床上解大小便，不下来了。

那一刻她儿子、儿媳和我都深深松了一口气。我心中一个念头油然而生，那就是即使我们不能阻止暴风雨来临，但我们仍可以齐心协力筑堤修坝，防洪抗险。

我到后来也不知道阿婆有没有完全明白我的意思，但我知道她应该是感受到了我焦急且热忱的关心。感谢阿婆的理解和包容，让我那拙劣的沟通演技有了一些价值，感谢阿婆孝顺的儿子、儿媳后期反复地翻译、解释，巩固了这一段绝对卧床的宣教结果。

此后每每途经她的床前，我都会用我与她之间的这种独特沟通方式进行交流，边说边比划，我也顺利地完成一次次的巡视病房、核对信息、发药、补液、功能锻炼指导等。最后，这位阿婆正如我们大家所愿，平安顺利地出院了。

我不知道银幕上的默片时代是否完全退去，但我知道即使无声但饱含真情的一举一动仍能扣人心弦，如同那天无声的关怀一样。工作中我们似乎早已经习惯了默默地去表达我们的关心，好比默默地给昏迷的女孩扎好辫子等着她苏醒时给她一个惊喜，好比夜里默默停步在病床前观察患者的病情而不吵醒任何一个人，好比抢救危重患者的过程中即使下班时间到了仍旧默默地战斗在临床一线。我们默默地付出，也默默收获。因为正是这一份平凡而神圣的工作，让我们能够蘸着人间大爱的墨汁，书写下我们人生中最浓墨重彩的一笔。

最后，我想说，有些爱似无声，但它的回响却可以振聋发聩，状如洪钟。

那年寒冬，有暖雪，有成长

王　英　瞿赟一

那年冬季，天空下起了第一场雪，寒冷使我非常惧怕开始一天的工作。冬天总是各种疾病的高发季节，或许人与自然界的花草树木一样，遵循着春生秋杀、从复苏到凋零的季节规律。特别是在重症监护室，那里有很多冷冰冰的机器、没有意识的患者，落寞而消沉。

那年是我在重症监护室轮转的第一个月，作为新手的我工作起来也有些无所适从。那天一个老爷爷，北京人，被安排到了我的床位上。他因为心脏病被收治入院，医生已经和他家属沟通过了，建议等老爷爷的病情相对稳定一些后再放心转到普通病房去，他的家属都表示理解支持，但就爷爷本人一直不愿意配合治疗，各种挑剔。老爷爷还天天嚷着要出去，唉，令人头疼。为此，老师们想尽了各种办法，才能勉强地完成他每天的治疗护理。我做了他三天的床位护士，每天都是各种哄，只希望劝他喝了药、打完针就能出去，但也常在哄他吃喝治疗后被他一通骂，心里感觉委屈极了。

一次，好一阵劝说后，爷爷的骂人声戛然而止，紧闭双眼一动不动。我心头一慌，一声比一声大地呼喊他，爷爷就是无应答，我急得立即喊来老师和医生。一边查看着监护仪中的各项数据，一边做着汇报。医生做了一番体检，也是无从下手。没有特殊异常现象，但是患者就是无法唤醒。我后背一阵发凉，内心恐惧无比。在场的医护都特别紧张，立即请了神经内科会诊。我陪同老人外出做了各种检查，老师电话联系了他女儿。

老人的女儿进入监护室中探望父亲，那是我第一次见到了老人的女儿，她很是憔悴。我跟她沟通了老人在重症监护室里的表现以及他想转到普通病房的想法。从女儿的口中我得知老人的老伴此时也住在我们医院的心内科，她忙于两头照护，身心疲惫。我对她只有理解与安慰，当我问起阿姨目前情况时，恍惚间看到老人睁开了眼睛又急速地闭上。

做完检查回到病床，医生看了检查结果排除了一些病情变化的可能，继续密切观察。恍惚中我又想起刚才爷爷一瞬间的眨眼，于是我搬了凳子坐在床边陪着他。我尝试着跟老人说着他老伴的病情，我认为这可能是唤醒他的一种方式。我很认真地分析目前他和他老伴的状况，以及女儿一个人两头跑的不容易，希望他能配合治疗早点好起来，早点转到普通病房。我对他说："如果你是担心你老伴的病情，我可以帮你去打听。"突然他睁开眼睛，拉着我的手说："我只是想出去看看老伴，我怕看不到最后一眼。"

老人的突然醒来并没有吓到我，反而感觉那一刻，我也在内心的自责中死而复生，鼻头一酸，眼前一片模糊。

最后我帮助老人用视频见到了他的老伴。视频里阿婆温暖慈祥，微笑着对爷爷说道："老头子，我很好，你不要担心哦"。仅仅是简短的几句话，老人听了泪流满面，哭得像个孩子。

他拉着我的手说："小王，爷爷之前让你们为难了，我一定配合你们的治疗，昨天教我那个操叫什么来着？我现在就要锻炼起来，争取早日和老太婆团聚。""爷爷，是踝泵运动，我们再来一次？"爷爷和我相视而笑。

爷爷的腿使不上力气，我耐心地帮助他活动着双脚、双腿，病房里洋溢着我和爷爷开心的笑声。虽然爷爷双腿使不上太多力气，但爷爷丝毫没有放弃，"向上1、2、3、4、5，向下1、2、3、4、5。"他一边叫着口号一边做着锻炼。

　　我的内心满是感动，也为我之前的不耐烦感到愧疚。后来他真的像变了一个人一样，不再拒绝冰冷的仪器，不再惧怕苦涩的药丸，认真地治疗，好好地吃喝，很快有机会转出重症监护室了，据说可以让他和老伴住在一个病房。转入心内科的那天，我护送爷爷到他期盼的病房，当看到他和老伴无言地紧握双手的那一刻，我的心中也莫名沸腾了，这横亘在生死之间的真情再一次将我打动了，那情那景，回荡心底，久久难以平静。

　　那场雪很厚，很白，很暖，稚嫩的我不再惧怕，我也愿意去探索、去珍视、去拥抱每一个灵魂。

第三篇
珍藏理解的感动

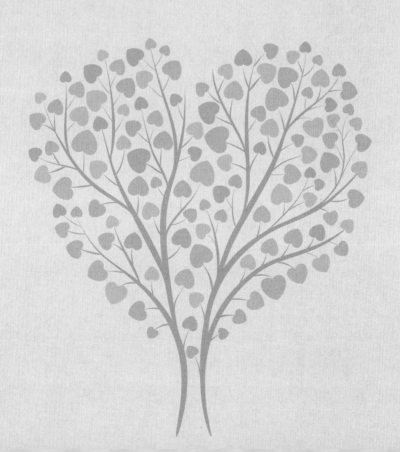

爱的相互作用

2020年春节，新型冠状病毒的肆虐扰乱了我们的生活节奏，破坏了医疗秩序，更让人们的心情蒙上了一层灰暗的色彩。

那天，我床位上来了一位七十多岁的阿姨，她因肺炎入院。起先她在呼吸科住院，同病室的病友发热到40℃，正值疫情期间，她特别害怕在医院里会更容易感染新冠病毒，坚决要求出院。回家后，虽然吃了药，但咳嗽、失眠、乏力没有缓解，只能再次入院。收住到我们科，正好我是床位护士。在接触的过程中，我能明显地感觉到她的紧张和焦虑："小钱护士，你们给我用的是最好的药吗？我都住进来三天了，每天都在输液、雾化，可是我的情况并没有好转啊，我还是咳嗽，喉咙还是哑。"

我一边听着，心里忍不住想：这个病人看来不好护理，心理预期有点高。但是她自从住院那天起，就一直是一个人，会不会家里有什么事，她急着早点看好回去呢？我终究还是耐下心来跟这位患者聊了聊："阿姨，我们发现您只要说话就会一阵咳嗽，另外夜里咳嗽也比较明显，给您新换的药叫阿斯美，这个药是降低气道高反应状态，就是针对您一说话就会咳嗽的症状的，但是这个药起效时间较慢，大概需要一周的时间。而且，每晚八点给您服用的顺尔宁是针对夜间咳嗽的，我们夜班护士已经观察到您后半夜基本不咳嗽了，是吗？"

"小钱，谢谢你，原来我晚上睡得好不好，你都一直关心着，你真细心。听你这么说，我倒是有些宽心了。可是我这喉咙哑的，一说话就痛，会不会好不了啊？"阿姨对我越来越信任了。

我感受着这份信任，心里更多了份责任，不知不觉间，我俩像家人一样一直聊着，在我休息的日子，阿姨还会问同事我什么时候上班。

"阿姨，喉咙哑也是因为咽喉部有炎症，声带充血肿胀，所以我们首先要控制炎症，减少说话，还有一定要多喝水，一天要喝一热水瓶的温开水，大约2升哦。阿姨，我发现您好像水喝得不多哦，您是不爱喝水吗？"

阿姨突然有点情绪低落："小钱，我不是不爱喝水，我也知道多喝水对我这毛病好，可是白天一直在输液，水喝多了我一个人上厕所不方便，晚上喝了上厕所又影响睡眠，我一个人，实在是不方便啊。"

"阿姨，那您就尽量上午多喝水，如果要上厕所您就按铃，我来协助您。"我把手轻轻搭在阿姨的胳膊上，微微笑着。

"那可不好，我看你上班一直在走来走去，已经挺忙的了，我可不能这么麻烦你。"阿姨连忙摆手。

"阿姨，我上班确实挺忙的，不过协助您上个厕所的时间还是有的，因为我们有个共同的目标，就是让您快点好起来！"我微笑地解释。

话说至此，阿姨竟流下了眼泪："小钱，你知道吗？我的老伴两年前就去世了，子女们都在外地。我平时特别喜欢唱歌，唱歌让我的生活很充实，我是老年大学合唱班的领唱。可是这次肺炎，咳得我嗓子都哑了，如果这嗓子好不了了，我以后还怎么唱歌？我一个人生活还有什么盼头啊？"阿姨已经开始抽泣。

　　听着阿姨的述说，我越来越能理解她，她一个人确实承担了很多，她只是一个孤独的老人，谁不想儿孙承欢膝下，安心养老呢？我能做的就是多来关心她，多来开解她，逗乐她。

　　接下来的住院时间里，阿姨的咳嗽声渐渐少了，喝水的次数逐渐多了，阿姨的病情逐渐好转。经过 2 周的治疗，阿姨如期出院了。

　　某一天上班本来情绪不佳，同事神秘地给了我一张小纸条。原来出院后的阿姨昨天来找我，结果知道我不在，这是她特地留给我的，那小纸条上面写道："小钱，谢谢你，我现在已经回到老年大学继续唱歌了。在医院里，你就像我的小女儿一样，安慰我，陪伴我，阿姨觉得你是我见过最好的护士，真心谢谢你，你一定会永远幸福的！"看完纸条的我仿佛内心照进了阳光，我的眼眶湿润了，心里的阴霾尽数扫除，全身的血脉里似乎被注入无限的力量。

　　被信任是一种幸福，被患者信任的护士更会感受到职业的价值感。临床繁琐的护理工作常常压得我们护士身心疲惫，然而爱的作用也是相互的，我们给予患者关心、爱心、真心，而患者回馈我们的信任、理解、感动足以让我们心潮澎湃、热血前行。在护理的道路上，一直向前，治愈患者，同时也被患者治愈着，这或许就是爱的传递！

张爷爷的信任

吴佳音　王雅璇

张爷爷是一位慢阻肺的患者，已经 90 岁了。这次来住院，除了感觉气促，还时不时觉得有点胸闷，监测了生命体征后，我们就立马给张爷爷完善了血气分析检查和肺动脉 CTPA 检查，结果提示张爷爷双侧肺动脉主干栓塞。医生立马给下了病重通知书，并与张爷爷的儿子做了病情沟通解释。我便遵医嘱给张爷爷治疗，先是解释药物作用及不良反应，接下来就是嘱咐张爷爷切记严格卧床，大小便都要在床上解决，还要保持大便通畅……我觉得我基本说到位了，张爷爷也是一直在点头"哦，哦，哦"。

下午，张爷爷的儿子来到护士站找杨老师："杨护士，跟你商量个事哦，老爷子的病情跟他说得轻点，老爷子胆儿可小了，上午都哭了，刚刚中午饭都没咋吃。"

"好的好的，我了解了，待会儿我就去看看张爷爷，劝劝他。"杨老师立马起身安慰张爷爷的儿子。然后，我就跟杨老师一起来到张爷爷床边，还没等我们开口，张爷爷有点可怜地看向我们："小吴护士，我到底得了啥个毛病？为什么连床都不让我下？那我这大小便怎么办呐？"

"张爷爷，刚刚做的检查提示您的肺血管有点堵塞，这个病暂时需要卧床，否则会很危险的，大小便您可以在床上解决呀，您看您儿子把扁马桶什么的都准备好了！如果……"我自认为耐心又清楚地向张爷爷解释着，可是一见张爷爷的眼泪已经止不住地流下来，我慌了，我不知道自己哪儿说错了，有些不知所措。

一边的杨老师赶紧"救场"："张爷爷，您这次的病叫肺栓塞，就是肺里面有血管被小血块堵住了，所以您才会有胸闷的感觉，不让您下床是怕这个小血块因为您下床活动跑到别的地方，把别的血管再堵了。不过您放心，这个病看得好，小吴给您肚子上打的那个针就能把那个血块给溶掉，大概需要一周的时间。而且不让您下床，也是暂时的，只要血压正常，您能好好配合我们，三天后就能下床！"杨老师坚定又耐心地跟张爷爷说着。

"好的，好的，原来是这么回事，那我就放心了。"张爷爷眼睛红红地回应着，虽然在床上大小便的过程有些困难，但张爷爷还是努力适应着。

第二天给张爷爷抽动脉血，结果又遇到波折，动脉血抽到了静脉血，我拿着血有点犹豫，不知道怎么跟张爷爷说需要再抽一次，没想到张爷爷倒是看出了端倪："小吴，怎么回事？血有啥不对劲吗？"

"张爷爷，对不起哦，这血我可能没抽准，好像抽的是静脉血，我叫杨老师来给您重新抽一下吧，实在不好意思！"我越说声音越小。

"小吴，没事的没事的，我知道这动脉血不好抽，不要叫杨老师来了，就你抽，你刚刚抽的就一点都不疼，再扎一次也不要紧的，你不要怕。"说着，张爷爷就伸出了另外一只手。看着张爷爷袖子卷得老高的胳膊，明明刚刚怕得眉头都皱得紧紧的，现在却豪迈地让我不要怕，这一次眼睛红红的换成了我，赶紧调整好自己的情绪，再次仔细地评估着动脉，还好成功抽到了动脉血。"谢谢您！"我感激地对张爷爷说。

入院后第四天，我鼓励张爷爷下床，当时张爷爷不可置信的表情，就好像孩子得到了梦寐以求的玩具。我扶着他床边走走，晒晒久违的太阳。入院一周后，给张爷爷复查肺动脉

CTPA，双侧肺动脉主干已通畅，我立马把这结果告诉张爷爷。

大概住了十天，张爷爷出院了，张爷爷出院那天我正好休息，后来杨老师对我说，张爷爷跟她表扬我呢："小吴是个特别有耐心的小姑娘，我问这问那，她都轻声细语地回答我。就是刚工作的孩子，有点胆小，不过啊，这胆儿是练出来的，她一定会是个好护士！"

知道张爷爷这么表扬我，我心里真的开心且感动。一直以来，我都不太爱多说话，甚至一度怀疑自己不适合护士这份工作，可是看到张爷爷与科室的老师们那么熟悉，那么亲切，我忍不住羡慕，心里有一种渴望，渴望自己也能与患者如此亲密；看着杨老师那么通俗地给张爷爷介绍病情，张爷爷听后如释重负，我忍不住羡慕，心里有一种渴望，渴望自己也能被患者信任。

然而，在护理张爷爷的这些日子里，我的渴望貌似并不仅仅是"渴望"了，因为张爷爷说，我一定会是个好护士。

谢谢您，张爷爷！作为一名初出茅庐的小护士，走在护理的这条路上，我偶尔意志并不坚定，忍不住彷徨，但我愿意相信，总会有越来越多的"张爷爷"让我坚定信念，认准方向，一路向前！

秋的礼赞

王奕嘉

护士，人们心中的白衣天使，平凡而伟大。走在护理的路上，有荆棘，也有花香，有埋怨，也有赞赏。面对形形色色的患者，我们更应用细心、耐心、真心来治愈他们。

每逢节日，正是各类消化道疾病的高发期。而王伯是我所有病人中病情最重的，因为便血后突发意识丧失送入我们医院，经抢救后生命体征才趋于稳定。当我去病房巡视王伯病情时，常常见到他躺在床上看视频，苍白面色的他，也不时发出一阵阵爽朗的笑声。

万万没有想到，我与王伯的护患情谊会以留置针穿刺失败而开始。那一次，看着他被我穿刺的地方迅速隆起了青包，回想起前段日子同样因穿刺失败而遭受的质疑与怒火，我全身的血液好似都凝固了，持针的指尖也微微地有些抖动。我低下头，但想象中的狂风骤雨并没有来临，王伯大方地伸出另一条手臂："小姑娘，我年纪大了，血管本来就不好打，你再试试吧。"本想寻求外援的我终于在第二针穿刺成功。原来"被信任"是这般温暖，就像秋日的暖阳。

下午三点王伯出现了病情变化，又解了血便，血压也下降了，经过一系列的补液输血后王伯终于醒了。经历了刚刚发生的一切，我轻抚着胸口宽慰着自己：等输上血再休息一晚上，明日依旧是那个声如洪钟的王伯。

秋雨冲刷着夏天的浮躁，世界也慢慢安静了，然而夜里王伯的病情再次恶化，随即在全麻下行胃十二指肠动脉栓塞术。王伯是带着气管插管返回病室的，长长的管路连接上早已备好的呼吸机，在镇静药的作用下他正安稳地沉睡。数次的输血、止血药与升压药的使用仍挡不住身体拉响的警报，危急值结果频频传来，经与家属商定后王伯还是转入了重症监护室。重症监护室的大门是如此厚重而严密，似乎将世界分割成两部分，里面是命悬一线的王伯，外面是焦急等待的家属。

此后的每天我都查看王伯的情况，昨日血红蛋白上升了、今日脱机成功了，每一点良好的征象都让我雀跃，开始期盼着王伯从重症监护室归来。在转入重症监护室的第九天，王伯的病情终于有了好转，呼吸机再次撤去，消化道出血也未再发生。

终于再次相见，王伯仍然记得我，他说起在重症监护室中那灰暗的几日，禁不住地后怕："小姑娘，你是不知道，我那几天昏昏沉沉的，根本分不清楚白天黑夜，身上还有各种各样的管子，连话都说不出，真的很想回来，我这一次一定要更好地配合治疗。"

听到这些，我也不自主地说起那几日的担忧，并告诉他："我们一起努力，战胜病魔。"得知我一直关注着他的病情，王伯先是微微一愣，渐渐地他的眼神里仿佛有泪光闪烁，并且微笑地向我竖起了大拇指，眼前的这一幕如绵绵秋雨流进了我的心中，细腻而温和。

王伯的身体一天天好转，窗外的天空分外晴朗，白云也绽露笑容。时间逝去虽不可逆转，但爱可以超越一切。

秋天是收获的季节，我希望自己可以成为一个有温度的护士，如秋雨般淅淅沥沥去温润每一个患者；我希望自己可以成为一个有价值的护士，而患者的信任便是对我们最高的礼赞。

凌晨两点的温暖

吕　会　尤敏佳

　　滴答、滴答、滴答……时针跳过了深秋的凌晨两点。

　　算一算盐水总算都接完了，病房又转了一圈，终于可以坐下来好好休息一下了。今天的手术患者看下来情况都还好，只是比较担心3床的阿姨，她的伤口还是在疼，刚刚镇痛泵加了点量，不知道会不会好一点了。忙了大半个晚上，空下来坐在护士站空荡荡的吧台里，怎么突然觉得有点冷了？大概是因为今天夜里天气大降温，虽然空调开着也不觉得暖和，到了半夜这个点就更觉得冷了。我跑到更衣室拿了件毛衣披上，回来在护士站坐下了。

　　夜越来越深了，病区走廊的灯也孤零零地只剩下了零散的几盏，思想在神游的时候，有人敲了敲我面前的桌子，我猛地抬起头，发现是24床阿姨的丈夫。出于职业性的反应，我向他问了句："怎么了？24床阿姨哪里不舒服吗？"

　　"哦，没事，我一觉睡醒出来转转的，看你很冷啊！"他略带关心的语气让我觉得有点愧疚，还误以为是来责怪我夜班坐在这偷懒的呢。

　　"嗯，稍微有点冷，我已经把空调温度调高不少了，等会儿起来转一圈就不冷了。"我半开玩笑地说。"那你当心点哦，记得不要对着空调吹，那样最容易感冒了。""嗯，知道了。"向他的关心道谢后，目送他回了病房。

　　记起第一天碰到他的时候，我刚来接班，他就微笑着叫我的名字，打了招呼，当时在想：这人是谁啊？怎么这么热情啊？交完班才知道，他是一个癌症患者的丈夫，虽然他每天也承受着各种的压力和痛苦，却仍旧笑呵呵地去逗他妻子开心，从来不会把愤怒和怨恨发泄到家人或是别人身上，相反，总是见谁都面带着微笑，平时还不忘去关心和帮助同病房的其他病友。

　　而作为一个护士，面对那么多的弱者，面对生活和环境的不如意，我们是不是也能时时做到面带微笑，从容帮助他人呢？正在反思的时候，他又敲响了我面前的桌子："冷了吧，我爱人拿了两件衣服给你穿，披在外面别着凉了，你看你想穿哪一件啊？要不，最好还是两件都穿上吧？"他一边说着，一边把两件衣服都理了理放在我面前，还试探性地问了问，"你不会嫌弃吧？"不得不说，这一瞬间我被感动了，眼眶不自觉间竟发热发烫起来，除了"谢谢，谢谢"，一时间也不知道还应该说些什么。我满怀感激双手接过他递过来的两件衣服，他笑了笑，就回去了。

　　看着手里的衣服，我感觉到心里暖洋洋的，突然就想到自己应该做点什么，3床阿姨的伤口不知道还痛不痛了？这样的天气，那些患者是否也感觉到冷了？我站起来，伸了个懒腰，向病房走去，庆幸的是3床的阿姨沉沉地睡了。一个房间一个房间地巡视，那些暖空调还未开的房间，我也轻轻地把暖空调打开了；一个患者一个患者地观察，个别被子掉地上的患者，我默默地给他重新盖好，还好有被子保暖的他们睡得很香，没有什么异常。做完这些，我竟然也不感觉那么冷了。

　　没想到患者家属的一句关心、两件衣服，却在这个寒冷的深夜深深温暖了我。那么，我们对患者和他们家庭的多一点关心，多一声问候，多一个肯定的眼神，多一句支持的鼓励，是否也能温暖那些努力走出困境的他们呢？我想答案是肯定的。这般凌晨两点的温暖，于我，于患者，或许都是一种需要和抚慰。

没有一个冬天不可逾越

尤敏佳

行走在生命的旅程中，我们会遇见一些困难和挫折，有些人或许会埋怨，有些人或许会消沉，但心里有光的人一定会让自己的心灵飞起来，飞越冬天的寒冷，寻找到属于春天的生机盎然。是她，让我感受到了来自病人的温度，让我在那个疫情漫布的冬天感受到了温暖。

她是因为"继发不孕"入院行输卵管再通术的，当我评估到生育史时知晓她已经生育了一个孩子，再看看年龄——36岁，便忍不住好奇地问了一句："都生过一个了，怎么这么辛苦还想生？"她听到我这么问，并没有表现出一丝的不耐烦，而是微笑着说："为了我丈夫！我是再婚的，他是头婚，还是家里的独子，我肯定要给他再生一个属于他的孩子。"

说完，她顿了顿，眼睛瞬间绽放出一抹异样的光彩，若有所思地继续说道："如果不是遇见他，我的后半生可能一直会在失望中度过，是他让我重新燃起了对美好生活的向往！"

"那你是要好好珍惜你的丈夫。"同为女人，我知道二婚的不易，于是拍拍她的肩膀鼓励她："放轻松点，不要给自己太多压力。"

"年轻时不懂事，就喜欢帅气的，懵懵懂懂就怀了孕，然后草草地结了婚，结果婚后才发现以前那个丈夫有赌博的恶习，结婚了孩子也不管，家里更不管，后来实在忍不下去了，就想着离婚带孩子一个人过，但是婆婆死活不肯把孙子给我，后来答应前夫把孩子留给他并给他二十万块钱，他才肯离婚。"说完她眼中闪着泪光。

"你知道我每天有多想儿子吗？可是前夫说要再给他三十万才把儿子的监护权给我。我就每天努力工作，希望早点把儿子带在身边。就在这时我遇见了我现在的丈夫，他人很好，一点都不嫌弃我二婚，而且知道我努力赚钱想把儿子抚养权拿过来，他毫不犹豫地拿出了三十万，我这才把儿子带在了身边。最重要的是他对我儿子很好，视如己出，他说他很喜欢孩子，所以不管怎么样我都要给他生个属于他的孩子。"

"现在国家疫情刚好转，你完全可以等疫情平稳后再来手术，万一你手术后阳了，你会很难受的。"我忍不住好心提醒道。

她却坚定地说："谢谢你关心，我已经36岁了，已经算是高龄产妇了，我不想再拖了，你们主任也提醒我好多次，我都明白的。"

虽然后来她顺利地进行了手术，但她的丈夫在她手术当天感染了新冠，怕传染给她不得不回家去。同病房的病人也都出院了，整个病房就剩下她一个人孤零零地躺在那里，只有监护仪偶尔发出的"滴滴"声。

"你还好吗？有没有哪里不舒服？"听见我的声音，她艰难地抬起头看看我，随即虚弱地答道："我还好，就是嘴巴有点干，麻烦你倒点水给我喝。"我连忙拿起杯子去给她倒了温水，又拿了一根吸管方便她喝水。喝完水，她仿佛恢复了点精神，然后不好意思地说道："麻烦你了，我现在没事了，你出去吧，我怕传染到你。"

我连忙安慰她："没事，我戴了N95口罩！"

她又不放心地说道："我丈夫感染了，刚打电话来说发热发到40℃，现在起床都没有力气。这个病毒真的太厉害了，听说它传染力很强，我可能现在已经被我丈夫传染了，我不想把病毒也传给你啊。"

为了打消她的顾虑，我和她开玩笑说道："你要相信我们的防护设备，之前疫情的时候我们天天出去采核酸，那么多人也没一个阳啊，况且现在我是你唯一可以依靠的人啦，别把我赶走哦！"

听完，她扑哧一声笑了出来，然后也调皮地说道："嗯，你有你的金钟罩，我也有！"随着她手指去的方向，我瞥见她床头柜的抽屉里面躺着几只 N95 口罩，"我丈夫前几天买的，没想到这次真用得上了！"

接下来我每隔一段时间就会去看看她，帮她端水喝，倒小便，协助她翻身活动，指导她做功能锻炼……第二天她果真也感染了，体温一直维持在 39℃以上，我就更加频繁地进出她的房间，换补液、物理降温、复测体温、搀扶她上厕所……

每次与她靠近，她都自觉地戴着 N95 口罩，虽然我能听到她凝重的呼吸，虽然我建议她不要戴口罩，但是她每次都是嘴巴上说好的，一旦听到我的脚步声就赶紧拿起口罩戴上。

终于到了第三天，她的体温降下来了，她感激地跟我说："真的很感谢你，在你的照顾下，没想到我在医院比我丈夫在家恢复得还快，他现在都第三天了还发着高烧呢。我明白，都是你们护理得好，真的太感谢了！"

后来，她顺利出院后，我身边很多同事也因新冠病毒感染不得不回家休息了，只有少部分的人在岗位上坚守着。由于病人数量不断激增，我每天穿着闷热的防护服不停地做着各种治疗和护理，防护服里面的衣服反复汗湿了好几次，工作强度前所未有地大。正当我疲惫不堪时，她给我发来了一条信息："小尤护士，你还好吗？看新闻上说医护人员现在承担着空前的压力，病人数暴增，你们现在一定很辛苦，相信现在是新冠以来最艰难的时刻，但是正是这个危急时刻，好多人需要你们，你们是我们患者心里的那束光，请你们照顾好自己的同时也要坚持下去，请相信，没有一个冬天不可逾越，没有一个春天不会来临，加油！"

在这个寒冷的冬夜，看着她温暖的文字，我仿佛找寻到了一些力量。午夜十二点，揉了揉惺忪的睡眼，拿起我们的"金钟罩""铁布衫"，新一夜的号角再次吹起，赶紧戴上面屏，穿好鞋套，大步向我坚守的阵地走去。如果说我们是患者心里的那束光，那些温暖的患者又何尝不是我们医路上所要追寻的那束光呢？

秋日里的暖风

张　颖　曾　诚

作为一名骨科护士，我每天都会面对许多病人。然而，有一位同龄的女孩，她的出现让我深刻地体会到了护理工作的意义和价值。

那是一个秋天的下午，一个年轻的妈妈推着一个坐着轮椅的女生："你好，办住院。"

小女生看着年纪轻轻，没什么精神，穿着灰色的衣服，整个人都阴沉沉的。我接过住院手续，是门诊收来的一个膝关节创面感染的病人，我带着她躺到了床位上，问了问基本情况。当得知她小小年纪就得了红斑狼疮，还有高血压，每周定期血液透析时，我内心五味杂陈，难怪她整个人都没有色彩了。

我看了看，小珥，和我同龄，26岁的年纪，却要吃一把药。我简短地自我介绍了一下："你好，我是你的床位护士，你可以叫我小张。"

她点了点头，小珥身患红斑狼疮，需要长期口服激素药物。住院前她刚血透完，只见她熟练地解开手臂上的止血绷带。给她体格检查后，我发现她的心率很快，对此她似乎早已见怪不怪。

等医生来到床边清创，她明显紧张起来，反复要求着医生轻柔点，手里攥着床单，抬起头不敢看伤口，当医生开始清创拆缝合线时，她似乎再也忍不住剧痛，大声地喊了起来："好痛啊，啊啊啊，妈妈好痛，痛死了啊……"

我抚着她的肩头，想着能缓解一些她的痛苦，她的妈妈听到她的哭喊，脸上也全是不忍。她将手盖在小珥的眼睛上，嘴里念叨着："小珥别怕，妈妈在，妈妈在。"清创持续了五分钟左右，她就生生喊了五分钟。

我看她出了一身冷汗，给她换上了干净的病员服。因为伤口有些感染，小珥需要莫西沙星抗感染治疗，但她长期吃激素药物，血管条件很差，一只手又因为血透放了动静脉内瘘不能注射，这极大增加了我的压力。

我尽量用轻松的语气跟她说："我们先来看一下，好吗？今天的天气不错，我把房间的灯和床头灯都打开，搞一个全方位打光，别紧张。"

她本来听到要打针非常抗拒的心也慢慢放松下来了，我看她小臂上有一根隐隐约约的血管，摸了摸，虽然藏在汗毛里，但确实是目前最好的选择，果断消毒。"我要给你打了小珥，你可以叫，但是手千万不能动哦。"

我左手拉着她的手，一只手考虑进针点，消完毒的小臂因为汗毛被打湿黏在皮肤上，视觉效果上感觉那根血管更模糊了。似乎感觉到我的迟疑，她的手又有冒出些虚汗，冰冰凉凉，我轻轻地说："小珥，你猜我多大？"

就在她看我的时候，我把针往前一送，回血了，太好了，成功了！

我笑着说："好了哟，等我给你固定一下。这个药水有点刺激血管，不能快，慢慢滴哦。"结果就在我贴输液贴时，她却哭了，眼泪吧嗒吧嗒地掉。

我愣住了，以为是针眼痛："怎么了？是打针的地方痛吗？"

她说："不是的，呜呜呜，我害怕。"

我安慰道："没事了，没事了，已经好啦，我给你固定一下，不会痛了哦。"她似乎也感觉有点尴尬，想起来我刚刚问她的问题："所以你多大呢？"

我说，跟你一样大，我今年也是 26 岁，她妈妈惊讶着说："你也是 97 年的呀？我都没看出来，感觉你像工作好多年的，非常老练。"

我笑了笑："就当您夸我水平高吧，跟小珥这满脸胶原蛋白是比不了了。"小珥听到我的话也笑了起来。

随着时间的推移，小珥的病情逐渐好转。她开始和我聊天，分享她的故事和心情。当再次需要清创打针时，她还是会大声喊。不过她学会了我的一句话"我喊我的，我不动，你清你的创，我就是想发泄一下"。我再给她打留置针时，她也更坦然了，承担着她的信任，我也是给她一针解决。她会调侃我来给她上治疗时语气太轻松愉快，我也会告诉她医生要是对你语重心长，事情可能就比较严重了，她听到后笑个不停。随着时间推移，她的笑容也越来越多，可以出院了。

在离开之前，小珥给了我一份礼物——一支蓝黑笔，可能我调侃过我们医护的蓝黑笔是宝藏吧，她握着我的手说："谢谢你，张颖，不叫你小张了，我要回家了，我很害怕打针，也很怕痛，是你第一次握着我的手打针，让我知道，其实，生病的时候，哭和叫是不会被制止的。打针不是那么可怕的，我也是可以有像朋友一样的床位护士的。真的很感谢你。"

我的心里感到非常温暖，我知道我的工作态度得到了认可，我明白了自己工作的意义和价值，也明白了护理工作的真谛——只有像对待朋友家人一样亲切地关怀病人，才能像秋天里的暖风，拂过病人的肩头，温暖病人的心……

我和我的"向阳花"病人

李 琳

"喂，你好，18 病区。"

"你好，我这里是急诊。我这里有个头面外伤女病号，右桡骨远端骨折，病人生命体征平稳，你那里有空床吗？"

"有的，你们过来吧。"

患者是一名微胖年轻女性，她叫小霞，因车祸外伤入住我科。我迅速让她躺到病床上，准备给她用药。由于小霞体态偏胖，静脉血管很难找到，但知难而上是我们医护人员的必修课，我怎能退缩呢？我刚拿起针头，小霞就善意地提醒我说她平时挂水都是很令人头疼的，但她的话并未增加我的担心，我相信按照专业的操作定能找到血管，然而她的手背静脉真的很难找到。

我灵机一动，想到从肘部或前臂下手，终于找到静脉了。理论上对小霞这类患者应该进针角度稍大一点，但是对我这个护理"小白"来说实操起来很难。由于进针过深导致血管壁被刺破，抽不出血，进针处很快也鼓起包来了。没办法，表达歉意后我只能拔掉重新开始。原本以为小霞因为伤痛和"二次伤害"会有不满发泄出来，但善良开朗的小霞却不言语，用鼓励的眼神望向我。经过我一番努力和值班老师的帮助，同时还有小霞的默默支持，她终于用上药了。我松了一口气，接着马上给她处理头面部伤口。给伤口喷剂时药水顺着她的脸颊流下来，我赶忙拿纸巾给她擦拭，她连声说"谢谢！谢谢！"，语气里充满真诚和阳光。又因为伤痛、治疗和体重原因，小霞翻身有点困难，于是我们俩一起发力，给她调整较为舒适的体位，她又忍着疼痛连连对我说"谢谢！谢谢！"。

处理完小霞的伤口已超过正常下班点了，治疗过程中她不时脱口而出的"谢谢"扫清了我的疲劳，不知不觉地拉近了我们之间的距离。我了解到小霞和她丈夫都是来太务工人员，因为车祸双双住院，所以现在只有小霞独自一人，身边没有人陪伴，我便请隔壁床的陪护阿姨晚上帮忙多关注一下小霞。

翌日我休息。第三天上日班再次见到她，我想她并没有记住我，但小霞主动跟我说"嗨"，从此之后我们每次见面都会打招呼，像一对老朋友。她的眼睛不大，瞳孔像暖阳般甚是温暖，每次跟我说话时都是笑眯眯的，加上圆圆的脸颊，总给人一种亲近感。

见面多了，小霞就跟我聊起她的烦恼。她担心她丈夫的病情，也为两人的手术费用而发愁。但小霞从来都是乐观的，看到我也总是面带微笑，很少抱怨。我感觉她就像一道光吸引着我，使我不由得想靠近她。小霞有时会神情黯然，一副怅然若失的样子。原来车祸的肇事方迟迟不肯垫付医疗费用，而小霞和她丈夫已经没有积蓄继续缴费了。为此我咨询了我当律师的舅舅，他了解情况后很愿意帮忙，甚至主动打电话与肇事方沟通。终于对方答应垫付手术和住院等费用。小霞喜极而泣，几度哽咽，双手合十，连声感谢。

小霞和她丈夫很快都如期进行了手术。术后她恢复得很快，但是她的丈夫因为某些指标不理想进了 ICU，小霞只要一提到丈夫她就满面愁容。我不时地安慰她，告诉他这种情况很常见，要相信医院，相信现在的医学技术。

我和小霞间的关系只是普通的护患关系，但这份难得的相互理解与信任已经在我们之间建立了一座联结我们情感的大桥。在我为她更换留置针犯愁时，她像鼓励老朋友一样对我说："你怕啥，打不进去你再打就是了，我就怕我的静脉让你为难。别怕，你可以的，你上次都成功了，来吧！"她的一番话令我倍受鼓舞，我因她的真诚和大气而感动，我一下子放松下来，我们就像多年的老朋友一样。我选择好静脉，准备好用物，静下心来，消毒、穿刺进针，见回血再送针、退针，抽回血，松压脉带，冲管，固定，一气呵成，很争气，很成功！

"你看，你看！这不是很好嘛！我还怕因为我的原因让你不好打呢！"

"别，别这么说，能打进去我还得感谢你信任我，感谢你最近不开心却还能向我敞开你的心扉，感谢你能把我当成朋友一般。谢谢啦！"我还没从紧张中恢复过来。

"咱俩谁也别跟谁客气，帮助与信任都是相互的。"小霞笑眯眯地看着我，我也笑了，紧张和劳累顿时烟消云散。

不久，小霞的丈夫从 ICU 转到我们病区，小霞很开心，总算是雨后晴天了。她很配合医生护士的工作，还监督她丈夫做康复训练，因为有她的协助，她丈夫康复得也很快。

这就是我负责的一位"向阳花"病人——小霞，她只是在病区中遇到的一个普通的患者，虽与她相处的时间不长，但她用她的言行让我感知到了信任和鼓励的力量，她留给我的印象更让我记忆深刻，时感芬芳。

作为医护人员，我愿用我的专业知识为病人祛除病痛，我愿用我的爱心和耐心使病人安心就医。想必，我以后的如向阳花般的病人朋友们，也将不断给我力量，促进我不断成长。心若向阳，次第花开。我想我心中那株不败的向阳花，定然也已悄悄绽放。

感受到理解的意义

徐莹莹

"不能！不能！你不要再问我这个问题了！"在我第 N 次被眼前这个老爷爷问同一个问题后，我渐渐从耐心变成了不想再多说一句。

似乎是被我的反应吓到了，房间里陷入了短暂的沉寂，他讪讪地笑笑，布满皱纹的脸上挤出了一丝尴尬的笑容，浑浊的眼瞳望向我，带了些说不清道不明的意味，但是很快，目光从我身上移开，他只是低下头，盯着那空荡荡的裤腿。这是位炎症感染并发肠梗阻的老人，一来我便注意到了他一条空荡荡的裤腿以及右手残缺的手指，刻不容缓的治疗使我来不及思考和深究他是为何以这副面貌出现在我面前，只记得这是一个温和的老人。而他的老伴，带着些无措、匆忙，对于我们的宣教言听计从。他们的配合度都极高，近乎是完美的患者，除了一来就询问什么时候能出院。

"老爷爷，我理解你想要快点出院的心情，但今天刚刚来住院就要出院是不是有点太心急啦？"他若有所思地点了点头，没再追问。

本以为他和其他患者一样，只是有个想要尽早出院的小心愿，但他这个心愿似乎迫切得有点固执了。每一次我走进病房，他沙哑的嗓音便会响起："小姑娘，我今天能出院吗？"

"不行的话，那这周六前能出院吗？""什么时候能出院啊？"他目光灼灼，平静下难掩炙热。

在耐心回答了很多次之后，我终于忍不住"爆发"了。快步走出病房，我长舒了一口气，心想希望他再也不要问我同样的问题了。

午后的阳光洒落，摒弃了喧嚣，闭上眼睛，我脑海里挥之不去的是他那双苍老浑浊的眸子，炯炯的目光带着真诚，微红的眼眶却又透露出一丝悲伤，当他用那样的眼神看着我，我竟察觉出些许乞求的意味来了。老人对出院的固执和他平日里展现出来的温和格格不入，带着疑问，下午一上班我便打算去一探究竟。

找了个机会，我向他老伴打听为何如此急切地想出院。老奶奶叹了口气，原来，老奶奶的孙女这周六就要结婚了。"我们孙女从小就没有妈妈在身边，结婚这种大事我们不在真的放心不下呀。本来我们也不想来住院，想着能忍忍就忍忍。老头子一直不让我说，怕给你们添麻烦。"她似乎等待这个倾诉的机会很久了，她的语调平静又缓慢，声音却有些颤抖，说罢，抬起袖管悄悄拭去了眼角的泪光。"小姑娘，老头子还一直和我说呢，说你很像我们的孙女呢。"

"啪嗒"一声，好像有什么东西在心里轰然倒塌了，只觉得胸口闷闷的，堵得我说不上话来。整理了思绪，一股愧疚感涌上心头——当一个人痛苦地来见你，可能他跌入了一种虚弱、无助、混沌的低迷状态。我应该做点什么，我要带他走出虚弱和低迷！我在心里暗暗下决心。与他的床位医生沟通后，了解到老爷爷的病情远达不到出院的要求，我便开始思索其他方法。

轻轻推开病房的门，我鼓起勇气，打算为我的冲动、鲁莽道歉。似乎是看出了我的难堪，他并没有给我这个道歉的机会，先开口道："小姑娘，不好意思啊，我这个老头子问题太多了，以后不问了，好好配合你们的治疗。"

　　我掏出手机，轻声道："爷爷，我跟医生沟通了，你目前的情况实在是没达到出院的要求。我知道你孙女要结婚啦，我们给她打个视频电话吧。"他嗔怪地看了一眼老伴，欣喜却从眼角的皱纹里溢了出来。他对他孙女的宠溺，深藏在每一个字、每一个表情中。我突然理解了我穿刺两次失败后跟他道歉，他只是笑着对我说："我什么时候怪过你呀？"是啊，他怎么忍心责怪自己宠爱的小孙女呢？

　　也许是被悉心照料的原因，护士台那盆绿植泛黄的叶子逐渐恢复了生机，也迎来了老爷爷出院的日子。他的孙女来接他出院，我在一个八旬老人脸上看到了蓬勃的生命力。他轻轻拍了拍我的手："我老头子不太会说话……""爷爷，我懂你的意思，回去之后要好好的啊。"

　　直到出院，我都没有了解老爷爷是如何失去了一条腿以及如何失去那些手指的，我没有问，也不敢问。既往八十载，或许布满了坎坷，但他已将坎坷踏成了平路。

　　目送着他一瘸一拐的背影，我突然感受到了那种鲜活的生命力，感受到生命与生命在某一个瞬间突然同频共振，感受到他们互相影响后又各自奔赴新的方向的活力。

小爱不小

王雅璇

医院的墙见过最多的眼泪与哭泣，透过它最能看清人情冷暖。忆及那日夕阳之下，被拉长的一小一大互相搀扶的背影，最能悟到"小爱不小"。

深秋，中班接班不久，急切的电话铃声响起，急诊收治一名病人，肾功能不全、尿毒症，准备转运至病房。接到消息，我立即告知了医生，准备用物。转眼病人已随着平车的辘辘声到来。黝黑的皮肤，恹恹的神色，一位中年男性满是倦色地卧于平车，随同而来的是一位发色花白斑驳，但步伐稳健的阿婆，正是患者的母亲。我同医生立即开始接诊，测量生命体征，在患者和家属与医生的交谈中，我开始收集有用的信息。患者的精神肉眼可见的萎靡，阿婆轻轻拍着他的手安抚他，同时仔细听着医生说话。

在医生讲完疾病的预后和相关注意事项后，我竟觉着阿婆没了初来时的矫健，那挺直的腰背，倏然佝偻起来，眼底的深处藏着惶恐与不安。交代完住院的相关事宜后，她颤巍着拿起笔在家属一栏签字，她的字并不好看，但每一笔都透露着郑重。

肾病急性发作期并不好受，高达 890 μmol/L 的肌酐，导致患者什么也吃不下去。医生向家属建议留置临时血透管进行血透治疗。也许是对疾病的恐惧，对未知的焦虑，对未来的担忧，患者的态度开始变得很差，便没有预兆地对母亲发起了一通脾气，然后对谁都不理。

我耐心地告诉他："血透是一种治疗肾衰竭很有效的办法，可以帮助你在肾衰竭的情况下恢复过来，重新回归正常的生活。"或许是我的解释起了一点效果，他在沉默中仰起头来："做这个……会有风险吗？"语气中带着迷茫与踌躇。

我看着他忧愁而又期盼的眼神，诚恳地回复他："血透会是一场持久战，在这场战役中有很多需要我们克服的问题。不过我们科有过很多成功的案例，只要我们积极配合，很多问题还是可以解决，这个难关还是可以渡过的！"又是良久的沉默，他再次看了看我，我回以坚定的眼神，患者同意了医生的治疗方案。

夜里十二点，中班下班，我正准备下楼回家，在电梯间，我碰见了那位阿婆，我们相互点点头，算是打了招呼。刚到住院部的门口，天空却下起了雨，雨水歪歪斜斜地打进屋檐里面，向在屋檐下躲雨的我们飘来，像是被我们身后的光亮吸引住一样，不顾一切地俯冲下来。

我看见阿婆并未带伞，尝试着和她搭话："阿婆，下雨了，需要帮您打车吗？"雨滴斜穿过她瘦弱的身侧，她愣了一下说道："嗯，不用，太麻烦你了，谢谢。"言罢，那雨愈加瓢泼，她却不回头地走进雨里。

再见她时，是第二天夜班我巡视病房的时候，透过安全通道的大门，看到她坐在楼梯口，在冰冷的台阶上她蜷缩成一团，如同一叶浮萍，飘摇无依。我哑然于此，毕竟初见时，她看来是那样地干练要强。

时钟滴答，凌晨 1 点的夜，浓重而深沉。再次路过楼梯口，阿婆还在那里，我踌躇着要不要上前提醒她时，她似乎已经注意到我，有些不好意思地站起身来："对不起啊，我没打扰到别人吧？我只是，是有点累了。"不知是她压抑太久的情绪再也无法控制，还是我的关心此时恰巧打开了她宣泄的闸门，她的眼眶再也蓄不住那决堤的泪水，哽咽抽泣中的她泪如雨下。

我有些手足无措，走上前去轻轻握起阿婆的冰冷的手，想多给她一些力量和温暖。

阿婆说："他是家里的顶梁柱，他爸走了，家里就我和他两个人了，我真的不知道该怎么办了。"像是碎玻璃卡在了喉咙，那股酸楚颤抖的冲击，让我一句安慰的话也说不出来。是啊，本是相依为命的母子，作为家庭支柱和希望的儿子突然倒下，犹如暴风雨刮走了这个家庭唯一的避难所，似乎天也会随时塌下来一样。我轻轻环住她，让她在我肩上肆意地哭泣、倚靠，似乎这是力量微薄的我现在唯一能为她做的。

那晚过去，泪水流过，再大的雨也会停，生活还得继续下去。住院期间，老妇人将儿子大大小小的事情一一安排妥当，像是不知疲倦的小陀螺，又踏起了她稳健的步伐穿梭在病房中，围着她最珍贵的人转。在她浑浊的眸中，藏不住的，是一个母亲对儿子最纯粹的爱。

许是感受到了我们对他们的关心和理解，阿婆对于我们的宣教及医嘱总是听得格外认真，患者也愈加配合。日子一天天地过去，在患者、阿婆和我们的共同努力下，患者病情逐渐控制，他们母子的情绪也明显乐观起来，患者的情况已经达到了出院标准，这让每个人都感到发自内心的欣喜。

慢性肾病病如其名，是病程较长的疾病，除却在医院的调理，出院后也需要格外注意。出院的前一天，阿婆捧着她已翻得打卷的小本子，本子上满满当当记录着几页我们给她交代的注意事项，还反复向我们确认有没有疏漏。我想，这几张轻飘飘的宣教资料，对于阿婆来说，可能胜过千金吧。

患者如期出院的那天，我和他们母子再次在楼底相遇，夕阳西下，瘦小的阿婆与她高大的儿子互相搀扶着，一小一大的影子投在地上，拉得很长，你中有我，我中有你。

"母亲，人间第一亲；母爱，人间第一情"。看着逐渐远去的身影，我想，伟大的爱常波澜壮阔，令人肃然起敬，而隐藏于生活中的"小爱"即使朴素无华，也光彩夺目。

恰到好处的照护

杭延凤　孙雅楠

没有关怀，就没有护理。护理因为融入了人文关怀，其内涵才更加丰富和深刻。被誉为"医学之父"的希波克拉底曾说过："了解什么样的人得了病，比理解一个人得了什么样的病更为重要。"每个患者都是独特的个体，拥有各种不同的背景、需求和期望。因此，我们护士有必要更多地了解患者心底的声音，为他们提供恰到好处的照护。

一次夜班，与中班交接后我和往常一样巡视病房，推开 24 床病房的门时，发现房间的灯还没有关，窗帘拉开着，对面高速公路的路灯和居民楼的灯让整个房间如白昼般明亮。一个佝偻的身影在窗台边，当看到推门进来的我时，他欣喜地对我微笑了一下。

我很诧异，心想都凌晨一点钟了怎么还没睡。这是一个日班来的七十几岁的新病人，儿子因为在外地，无法赶来陪护。这个两人间目前就老先生一个患者入住。走到老先生的床前，我留意到他手中握着呼叫器，像是在思考着什么。

我匆忙走到老先生床前，温和地询问道："老先生，您怎么还没有入睡呢？是不是哪里感觉不舒服？"

老先生微微摆动手，轻声回答："没事，我觉得挺好的。"

我略带疑惑地继续说道："是不是因为换了地方，导致您难以入眠？要不我请医生来为您评估一下，看看需不需要为您开些安眠的药？"

老先生连忙再次摇头表示拒绝："不用了，真的不用。"

我环顾了一下病房，明亮的灯光洒在每个角落。看到老先生坚持保持灯光明亮，我提出关灯的建议，但再次遭到老先生的拒绝。尽管心中有些疑惑和不解，但我并未深思过多。我观察到老先生并没有明显的身体不适，于是我轻轻点了一下他手中的呼叫器，对他说道："老先生，您有任何需要都可以随时按这个铃叫我。"

凌晨两点，当我再次巡视时，发现老先生仍然没有入睡，这让我感到有些不安。我走近他的床边，忧虑地询问道："老先生，您还没睡吗？怎么了？有什么困扰吗？"

老先生有些不好意思地回答："这个房间太空了，我一个人在这里睡感觉心里没底。"听到他的回答，我恍然大悟。老先生没有人陪伴，病房显得空荡荡的，而突如其来的疾病让这位年逾古稀的老先生感到了孤独和对生命的恐惧。此刻，他是多么渴望有人陪伴啊！

犹豫着，我思索着如何能够有效地安抚老先生那颗寂寞而不安的心。迁移到另一个房间可能会打扰其他病人休息，于是我决定提出一个方案。我走近老先生，轻声说道："老先生，我们护士站旁边有个空位置，要是您不介意灯光晃眼、有时还有些声响的话，要不我把您的床移到那里？这样您就可以陪伴我上夜班了。明早再把您送回房间，您觉得怎么样？"我期待着老先生的回答。

老先生听完我的建议，脸上浮现出一丝欣喜的表情，他点了点头，开心地说道："这个主意太好了，就这样办，我不怕光、不怕吵。"

于是，我和同事将老先生的床移动到护士站旁边。当安顿好床位后，老先生放松地躺到了床上，在他临睡前眼神中我发现了一丝让人放心的安宁和满足，我便可安心地继续完成我的夜班工作。

　　尽管护士站中偶尔传来打印机嗞嗞作响的声音，走廊上有时也出现几串路过的脚步声，可老先生熟睡的鼾声丝毫未受影响。清晨六点的第一缕阳光透过窗户洒在老先生的脸上，我轻轻地举起温水壶，为他倒上一杯热水放在床边的床头柜上，那热气腾腾的水汽弥漫在空气中。

　　见他渐渐醒来。我走到他床边，问道："老先生，昨天您睡得如何？"

　　老先生微微一笑，感激地说："谢谢你，我睡得很好，真的很好。"

　　"不用谢，热水是我之前刚倒的，这会凉了些，您现在醒了正好可以喝。"

　　他捧着水杯，开心地朝我点着头："真的是好姑娘啊，谢谢了，谢谢。"

　　虽然只是简单的道谢，但看到老先生精神饱满的样子，我心中的价值感和满足感瞬间涌起，将这个夜班带给我的疲惫和困意也一扫而空了。

　　将心比心，生病正是患者生命最脆弱的时候，也是他们最渴求人性温暖的时候，此时此刻，他们的心灵正需要人文关怀灌注和滋润。而多一份问候，多一份倾听，多一份关怀，用温暖和力量帮助、引导那些脆弱的人走出困境，便是我们护理的意义。

如果我多问一句

石恒 李琳

最近流感暴发，输液室中的声音不绝于耳，儿童输液区更是热闹非凡，仿佛蛙池中的嘈杂声。突然间，一声声急促的呼唤响起："护士！护士！我女儿需要输液！"我抬头望去，只见一位满头大汗的父亲一手抱着女儿，一手提着一袋静脉用药，焦急地喊叫着。

我细心地询问："请问小朋友叫什么名字？体重多少？有没有药物过敏史？"从这位爸爸急切而慌乱的回答中，我了解到生病的小女孩叫小蔓蔓，是一位患有支气管肺炎的孩子。昨天她在输液室接受了一次治疗，但咳嗽并没有显著好转。

他催促着说："麻烦您快一点。"然后带着小蔓蔓去输液等候区坐下。

我核对完输液贴，交给治疗班老师添加药物后，这位爸爸却坐立不安，不停地催问："还没好吗？""轮到我们了吗？""什么时候能开始输液？"我被问了几次后有些不耐烦，便告诉他："老师已经在给您配药了，等好了会喊您的。"他可能察觉到我的不满，只能焦虑地搓着双手来回踱步，偶尔用手擦拭额头上渗出的汗珠，但没有再来催促。

输液配好了，我按下呼叫器。

抬眼望去，小蔓蔓双手托着腮，眼眶里晶亮的眸子好奇地闪烁着。当听到呼叫她的名字时，她毫不犹豫地飞快地跑来，坐在输液室的小板凳上，并主动伸出一只手放在输液台上。"哥哥，你快给我扎吧，我不怕，我不会动的。"我愣了一下，这样勇敢、懂事的孩子在儿童输液室里很少见。小蔓蔓一边说着，一边把一只小手抬到我面前，另一只手托着下巴，圆圆的眼睛透出清澈的光芒。

核对无误后，我准备进行静脉输液。但很少给小朋友输液的我，有些紧张。或许是小蔓蔓察觉到了我的犹豫，她鼓励我说："大哥哥，你快扎吧，没事，我不怕！"我小心翼翼地进行穿刺，看到回血后终于松了口气。在穿刺的过程中，小蔓蔓非常配合，并没有哭闹。

正当我打算和她爸爸解读药物知识时，她爸爸却急匆匆地请求我照看一下小蔓蔓，并嘱咐小蔓蔓说："如果有事情就找哥哥或者护士阿姨，爸爸去一会儿就回来。"说完，爸爸汗水浸透的背影消失在输液室门口。我无奈地牵着小蔓蔓的手，领她到一个我可以看到的地方坐下，并叮嘱她要乖乖待在那里，告诉她一些注意事项。小蔓蔓认真点头，让我放心。我心里不禁再次感叹小蔓蔓的成熟和懂事，同时对这个爸爸如此不负责任的行为感到不满。

忙完手里的事情后，我匆忙跑到小蔓蔓的身旁，检查补液是否顺畅，滴速是否正确，并安抚陪伴她。后来得知，原来小蔓蔓的姐姐也生病了，她爸爸带着姐姐去看病了，家里还有个弟弟，妈妈在家照顾弟弟。我突然意识到了，其实是自己误会了那位爸爸。

我轻轻抚摸着小蔓蔓的头发，叮嘱她不要害怕，有什么需要随时告诉我。同时，我请求隔壁病房的家属帮忙照看一下小蔓蔓。"好的，我不怕。"小蔓蔓乖巧地望着我说道。可她的咳嗽声不断响起，小手还不停地捂住口鼻，这样的懂事让人十分心疼。

不知道过了多久，一个清脆的声音传来："爸爸，我在这里。"小蔓蔓的爸爸匆忙赶过来，手里拿着玩具和牛奶："太感谢你们了，给你们添麻烦了。"小蔓蔓的爸爸连忙表达感激之情。"不客气！小蔓蔓真是个乖孩子。"我微笑着说道。

看着小蔓蔓的爸爸满头大汗地抱着她离开，自责再一次涌上心头。我觉得自己刚才要是主动询问一下那位忙碌的爸爸，为什么这么急着要挂水，是否需要我们的帮助，也许他会更加从容一些，或许他能更放心一些。而孩子的爸爸还注意关注我的感受，相信我们能够照顾好他女儿，放心地把女儿交给我们，这是对我们工作的莫大信任与鼓励。

曾经有人说过，倾听需要虔诚的耳朵和敏感的心灵。只有拥有这样的倾听能力，我们才能真正获得忠实的朋友。在未来的工作中，我一定会细心地多问一句，关心地多嘱咐一句，耐心地多倾听一句，换位思考，更多地站在患者的角度，真心为他们着想。我深信，通过不断的努力，我们护士与患者之间的关系将会更加和谐。

第四篇
诠释陪伴的意义

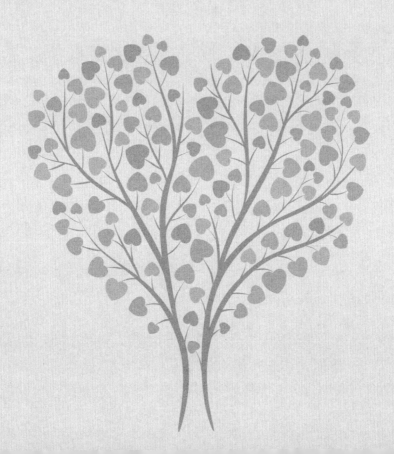

最好的告别

杨　卉

七月的日子，白天，骄阳炙烤着大地，即使是到了夜里十一点，地面上仍有热空气向上冒。我加快了电瓶车的速度，想着能凉快一点，然而并不能遂愿。到了科室，换上工作服，和中班的同事进行床边交接班。

"2床，李某某，是今天白天收的一位晚期肝门胆管癌患者，住进来做一些支持治疗。患者和他妻子都不愿接受癌症晚期的事实，两人情绪都有点低落，你说话和做事都要小心一点哦。"中班的小伙伴在门外走廊悄悄跟我介绍着。2床在我们科的一个单人房间，随后我俩轻轻推开门，进行床边交接，患者全身皮肤黄染，眼眶凹陷，腹部有一根胆汁引流管，有点低热，进食少，腹部膨隆明显。我们进去和病人及家属打了招呼，做了简单的介绍，就出门继续下一个病人的交接。

夜里大概一点半，坐在护士站的我，隐约听到哭泣声，便起来查看，靠近2床，我确认哭声是从里面传出来的，哭声是两个人的，声音很小，是那种勉强压抑着的啜泣。我没有敲门，只是静静地离开了。

回到护士站我又细看了2床患者的病史，患者年龄59岁，既往体健，大学文化，一个月前确诊肝门胆管癌，已无手术指征，也无放化疗的意义，看着患者如我父母般大的年纪，眼看就要退休了，不免心生惋惜，也想着给予多一些的关心和安慰。经过夜班时的交流，2床患者及家属和我也算是熟悉了，患者的妻子身形偏瘦，齐耳短发，说话很温柔，虽然满脸疲惫，但和我说话总会面带微笑、语气温和。

第二天中班，近夜里十一点的时候我巡视病房发现家属准备吃"思诺思"帮助睡眠，就主动上前问了句："阿姨，晚上睡不着吗？"

"自从他生病住院，我就睡不好，最近是整夜睡不着，所以就去找医生开了这个药，这样晚上能睡着差不多两三个小时。"阿姨抬头跟我说话，眼眶有点红。

"阿姨，别的病人差不多都睡了，我现在也不忙，要不我陪您俩说说话。"

"你如果愿意跟我们说说话就太好了。"阿姨说着赶紧给我搬了张凳子，"杨护士，你快坐下吧！"

"李叔、阿姨，昨天夜里我听见您俩哭了，您俩是不是心里现在十分难受啊？"我坐在患者李叔床边轻声问着。我话音刚落，他们俩就都哭了。李叔叔哽咽着说道："小杨护士，其实我这个毛病，我俩都清楚得很，可是我俩都不甘心啊！明年我就退休了，我俩聚少离多的日子终于结束了，我们可以安享晚年了，可是怎么就偏偏得了这个病呢？不甘心，真的不甘心！"

"他一辈子与人为善，管理企业这么多年，没干过违法乱纪的事，怎么会得这个病呢？老天爷不长眼啊。"阿姨说着用手捂住自己的口鼻，缓解自己崩溃的情绪，接着说："小杨护士，你别笑话我们，我俩这一个月，在孩子们面前，尤其是我，一直硬扛着，我不敢哭，怕孩子们担心，可是我心里真的太难受了。"

李叔和阿姨跟我聊了他们相识、相知、走进婚姻的过程。后来李叔出去创业打拼，他妻子放弃教师工作在家带孩子、照顾老人，述说着一个男主外、女主内的幸福家庭的生活。在他们讲述时，他俩都时不时看向对方，彼此眼中都流露出无限的欣慰和不舍。

等我出夜班休息后来上日班，我依然负责 2 床。那天李叔的状态很好，我下午便抽出一小时的时间，和他做了一次拼图的活动，因为体力不支，他负责选图片，并表达一些自己的意愿，我来负责拼。

"先选一张美食的图片，我现在特别想美餐一顿。"李叔先选了一张满是美食的图片。

接着他又选了一张摩登女郎的图片并看向妻子："我希望你还能继续打扮自己，不要总是忙着照顾我，要照顾好自己！"

最后李叔选了一张小孩微笑的图片看向我："我希望医生和护士能帮帮我，让我走的时候不要太痛苦。"

入院一周后，李叔痛得在床上直叫"娘啊，娘啊"，呼吸急促，心率快。他妻子赶紧跑过来找我："杨护士，你快去看看，老李快不行了，你们赶紧想想办法。"

我和值班医生赶紧推着抢救车到患者床边，给李叔止痛，调整了他的止痛方案，那天下午李叔还算安静。我正在写护理记录，他的妻子过来找我："杨护士，你现在有空过来一下吗？我有话跟你说。"

我便把手上的事先放下，随阿姨来到他们的病房门外。

"小杨护士，我真的快受不了了，老李太痛苦了，他一直忍着，实在忍不住了才叫两声，你说可怎么办啊？我真的见不得他这么痛苦啊！"阿姨说话中早已泪眼婆娑。

"阿姨，有些时候生病确实是非常痛苦，非常痛苦的。然而，您想想，若不经历过这番痛苦，他又怎么舍得离开这个世界呢？或许离开，对他来说也是一种痛苦消散的解脱？"听话至此，李叔的妻子趴在我肩上哭得泣不成声。

第二天下午，李叔昏迷了，呼吸也越来越微弱，当床位护士和医生推着抢救车来到床边，李叔的妻子说："医生，别抢救了，就让老李安静地走吧，他太累了！"

生如夏花之璀璨，死如秋叶之静美。

生命是一种偶然的机遇，而死亡是一个必然的过程。每一个生命都是一个传奇，在历史的长河中都留下了自己的痕迹。而去向彼岸，则是生命中最宁静、庄严、璀璨的时刻，发散能量的灵性在昭示：热爱生命，热爱亲人，勇敢面对死亡，临终前保留自己的尊严。那是为生者在未来的岁月里勾勒出的一幅美丽的生命愿景。

情到深处，便生死无别。"老李"会永远活在妻子的生命里，他们的相识、相知、相爱的点滴也足够丰盈妻子的回忆，使她重拾幸福，饱满人生，这或许正是逝者对生者的最大期待。

同行路上的力量

瞿赟一

记得那年我刚定科 ICU，第一次遇到他。"消瘦、苍白却教养良好"是我对他的初始印象，从老师的口中我得知了他的故事。他考上了名牌大学，成为家里人的骄傲，本该是意气风发的青年却被查出胃间质瘤晚期伴转移，生命从此开始倒计时。与病魔抗争 20 余年的他早已久病成医，对护理及医疗极有自己的想法。作为护理新手的我面对这样一个病人总是战战兢兢。

"你好，我是你今天的床位护士，你可以叫我——。"

"嗯。刚工作啊？"他看了一眼我的胸牌，自己拿起遥控器调整到了一个舒适的体位，伸出右手撩起病号服，"这个留置针今天第三天了，贴膜有点卷了，不太舒服，给我换一张吧。然后先给我挂保胃的药吧，滴速不要太快，调到每小时 120 毫升吧。"

我一时愣住了。准备好的介绍语在喉咙口像被卡住一般，最后只挤出一个字"好"。一步一步像操作考试似的力求做到一丝不苟，生怕被他抓到一个疏漏的地方。

下午排床位的时候，我和组长说："老师，要不明天给我换个床位吧？他的要求好严格啊，我给他做操作比考试还紧张，他懂得比我还多，我都不知道该怎么护理他。"

组长却笑着说："他今天还和我夸你来着，说你这个新来的小姑娘很认真，相信你自己可以的。"我只好点了点头，暗自下决心回去继续努力啃书，争取把他的疾病相关知识了解得透透的。

接下来的日子，他并没有我想象中的那么高要求，甚至在我打针失败的时候还鼓励我继续尝试。有一次他突然问我有没有橡胶手套，我好奇地问他需要做什么吗。他笑了笑说："我儿子之前觉得住院很可怕，后来我每次出院都会给他戴手套回去，扎成气球的样子，这样他就觉得住院好像也没那么可怕。"出院那天，我找了两个手套扎成气球，又用笔画上了可爱的图画拿给他，他朝我竖了个大拇指，说："你画得真不错，下回再见啊。"

这句再见却再次触动了我的神经，在医院是不兴说再见的，哪有人希望再来医院呢？哪有人会对自己预知今后的再次住院而如此的坦荡呢？

去年住院，他瘦得只剩一层皮包裹着骨头了，腹水却把肚子撑得巨大。无创面罩把他骨头凸起的面庞压得通红，他却仿佛感觉不到疼痛，依旧努力地去配合机器呼吸。

我和他说："我给你拿块敷料把皮肤保护一下缓解一点疼痛吧。"

他却固执地说："不用了，我在家里也是带着无创的，这个压痛我已经习惯了。"

这一次我不再战战兢兢了："不能说你习惯这个疼痛，你就随它了啊，我们有好的办法来缓解这个疼痛，就应该努力去尝试，对不对？我根据你的面部轮廓给你量身定制一个，你试试看，如果你觉得不舒服咱就不带，行不行？"

他认真地听着我说，最后答应试用一下并表示真的没有那么痛了。他对我的信任让我感到了莫大的职业成就感。

可是这样平淡的日子并不长久，没过几天，无创呼吸机已经无法支撑他的呼吸了。他费力地呼吸着，脸色苍白却坚持拒绝气管插管，我默默地走到他身边，看着他黯淡的双眼，不禁湿了眼眶。我请示过领导后将他的妻子带进病房，路上他的妻子告诉我，他曾经说如果到了最后一刻，一定不要气管插管，他想要清醒地离开这个世界，他希望在儿子的记忆里爸爸一直是坚强的。说到最后，他的妻子声泪俱下，手指都在颤抖："他是为了我们啊，为了我们活着，是我，是我一直不肯放弃他。"我一时不知道该怎么安慰，只是拍了拍她的肩说："你们都很坚强。"

到了病房，他们就这样握着手静静地对视着，没有交谈一句，但眼神里都是话语，时间仿佛在此刻静止。过了许久，她终于妥协了，哽咽地说："好，我们回家。"而他的眼神里突然就焕发了光亮，望着我的眼神中仿佛也充满了感谢。

或许并不存在完全正确的诊疗方式，而患者内心的选择就是最好的选择。他坚强的意志留在了我们心中，他的爱也超越了生死，激励着身边的人继续努力前行。我希望自己也能在陪伴患者趟过泥泞的过程中不断成长，积蓄能量，为还在黑暗和迷茫中赶路的其他人送去温暖和光亮。

静静地陪伴

杨　昀　王奕嘉

　　静静是甲乳科第一例乳房再造术患者。她很年轻，才 32 岁，由于刚离婚，手术是由他的哥哥作为家属签字的，同时她也是一位 8 岁男孩的母亲，这便是我初识静静时知道的所有。

　　有时候疾病真的是很可怕，它可能就在你最脆弱的时候来拜访你，静静就是这样。静静离婚后没多久，她无意中发现自己乳房上长了个肿块，当时的 B 超提示：乳房肿块，分级 4B。在看到 B 超结果的那一刻，我们心中都明白，在医学术语中，"4B"意味着好、坏各占一半。在与医生沟通后，她也明白了"4B"的意义，只能含泪默默祈祷。然而命运并没有眷顾她，术中快速病理提示"浸润性导管癌"，静静犹如被判了死刑，开始变得沉默寡言，时常看着病房的窗外发呆。

　　早晨我正巡视着病房，窗外阳光正好，两只雀儿互啄着羽毛在窗台外蹦蹦跳跳，静静出神地看着雀儿，连我的靠近都未察觉。我轻唤出声，静静几不可察地颤抖了一下，僵硬地转过身体，眼神空洞。我轻声问道："术后感觉如何？现在痛吗？"她缓缓抬起头，目光触及我的工作服，仿佛被刺痛般低下头去，沉默地摇摇头，半晌带着浓浓鼻音低声道："现在每次看见你们来我都很恐惧，很怕又是不好的消息。"

　　我俯下身轻抚着她的背，柔声道："我理解你心里的不安与害怕，现在手术已经完成，淋巴结也做了清扫，一切都在往好的方向发展。所有的妈妈都是超人，孩子是你的软肋，更是你的铠甲，挺过了手术的第一道大关，往后的路纵有崎岖，但也能抬脚迈过，'母亲'二字就是你一往无前的勇气之源啊。"她抬起头看了看我，又看向手机屏保中那个笑容灿烂的可爱男孩，豆大的泪滴滴落下来，她抬手掩面，重重点了点头。

　　我们医生为她准备了多种治疗方案，最终她选择了乳房再造。面对第二次手术时她显得很平静，我想是因为身边有哥哥的陪伴和儿子的期待在支撑着她吧，这些都是她重要的精神力量。

　　由于静静是我们科室的首例乳房再造术患者，我们护理起来并没有很多经验。为了给静静更好的守护，我们查阅了很多文献资料，也咨询了周边及上级医院的护理老师，最终制订了护理计划。手术进行得很顺利，我们精心的护理也逐见成效。第二次手术后静静恢复得很快，伤口和皮瓣都修复得很理想，再造的乳房也达到了预期的要求。静静似乎在黑夜里找寻到了光芒。术后常规还需要进行化疗，当我们医生提出化疗方案时，静静毫不犹豫地答应了。

　　于是时间在化疗用药、功能锻炼、出院、再化疗的循序渐进中慢慢流逝，不经意间已经过了 8 个月，静静俨然已经成为我们科室的一名老朋友了。

　　由于病情的需要，她的化疗方案改为单周进行，所以如果每周的固定时间没有看见静静的话，我就会想：不对啊，静静怎么还不来？快打个电话问问。电话那头，她清脆的声音传来："护士长，我在送儿子上学，马上就到了啊。"而我一颗不安的心才能放下来。

　　渐渐地，我们的关系已从护患关系转变成了朋友关系。在相处的日子里，我们也被她的坚强、忍耐、毅力感动。有一次，听她在训斥儿子："妈妈对你说过，不能顽皮，和小朋友要讲道理，不可以打架。你是个有教养的孩子，妈妈不可能一直陪你，你一定要懂事，要学会自己照顾自己。"这时候,我的眼泪早已止不住地掉下来,因为我们和她一样清楚,她的免疫报告提示乳腺癌是三阴性,在所有乳腺癌中,这是最不好的,因为没有疗效特别好的治疗方案,而且越是年轻的女性,预后越不理想。可能她心里更清楚,在她儿子的未来里她随时都会消失,也不确定还有多少时间能陪伴儿子,如果母亲一旦不在了,儿子必须学会照顾好自己。因此她不得不严厉地管教孩子,也必须让他学会独立、学会成长。

晚上散步路过小摊,我买了一束向日葵,总觉得它和静静很像。捧着向日葵行走于晚风中,我忽然想起二十年前在护理专业的第一堂课上,老师在黑板上写下:你能为患者带来什么?工作以后的我时常想着,能不能为患者再多做一些什么?其实,一声关怀、一句问候、一个帮忙、一些体贴,这些都是我们力所能及地能为患者提供的力量支持。在我们的工作中,除了救死扶伤的专业技术干预之外,将心比心地相处,为身处困境的患者送去温暖和抚慰,也是一种必要的疗伤方式。

静静现在和我们犹如挚友般相处,她的儿子也亲切地称呼我们叔叔、阿姨,大家熟悉得就像家里的亲人一般。

"静静,你又来啦。"静静又要来用药了,看着她迈着轻快的步伐,提着行李箱出现在我们面前时,我们无比欣慰,欣慰她的坚强,欣慰她的意志力,欣慰我们陪伴她一起闯过了一个又一个难关。

辰辰的良药

陆 媛 吴 燕

七月的夏日，伏气弥漫，热浪滚滚。

一个夜班，安静的走廊上响起了急促的脚步声、细弱的哭泣声，伴随着焦急的喊叫声由远及近，"医生，医生，我们要住院！"护士站前，一位两鬓斑白的老爷爷抱着个三岁左右的小男孩急切地说道。那小男孩瘦瘦弱弱的，皮肤雪白，面容精致，一双明亮的大眼睛扑闪扑闪的，长长的睫毛，捂着小嘴，不住地咳嗽，整个人显得虚弱无力。急诊科的一名护士姐妹从急诊科一路护送他们到我们的儿科病房来住院，一旁陪同的还有一位头发花白的阿婆，这阿婆也是一副憔悴模样，神情紧张而又不安。

看着住院证上写着"肺部感染"诊断，我给小男孩安置好床位后，和急诊科的同事迅速交接，医生也在一旁评估病情。医生问道："宝宝哪里不舒服？"老爷子十分焦急，一连串的话语吐出："昨天就开始发热，刚刚开始就只是低烧，夜里体温就一直在往上走，又咳嗽起来，咳个不停，早上好不容易刚退烧，没多久又烧起来了，喉咙口听着呼噜噜的像是一直有痰……"

我也一边从老爷子的口中不断提取着有用的信息，一边迅速地给这位小患者测量生命体征，脉氧只有93%，体温38.5℃，呼吸短快无力。另一名护士姐妹迅速推来抢救车，接好吸痰、吸氧装置，做好下一步抢救准备。这就是我与这个小男孩第一次见面的场景，我到现在依旧清楚地记得他叫辰辰，星辰大海的辰，寓意着长辈对他无限的期盼。

在进一步询问病史的过程中，我得知孩子既往有脊髓性肌萎缩。这个特殊的病史立马引起了我的警惕，这也是我对辰辰如此印象深刻的第二个原因。别的孩子感冒咳嗽完全靠自己咳嗽把痰液排出体外，而辰辰是无力咳嗽排痰的，痰液一旦排不出，往往就会引起窒息、感染等一系列严重的问题。

在接下来的治疗中，监护仪的报警声不时响起，混合着医生发出的各种下达医嘱的指令声，我和同事有条不紊地对孩子进行着抢救：吸氧、吸痰、心电监护、开放静脉通路、雾化、用药……经过一系列及时的治疗，辰辰的脉氧逐步上升到正常范围内，呼吸也慢慢平稳下来。我们给辰辰定时翻身、拍背，密切关注着他的病情变化。一旁看着我们抢救的爷爷、奶奶早已心疼得老泪纵横，两个人紧紧地依偎在一起，不忍心看却又不得不看。直到辰辰的情况相对平稳下来，他们才敢松一口气，轻轻地坐在病床边摸着孙子的小手安抚孙子。

"叮铃，叮铃，叮铃"，在辰辰住院的第三天夜里，他床头上的呼叫铃被按响了。

铃声在寂静的夜里显得格外突兀，抬眼一看，时针静静地停在凌晨四点。我立马跑进抢救室，快速瞥了一眼旁边的监护仪，此时辰辰的脉氧有96%，但喉咙口的痰鸣音比较明显，我立马给辰辰进行吸痰，我一边小心翼翼地进行着吸痰操作，一边看着吸痰时辰辰痛苦难受的表情，我愈发谨慎小心。

看着辰辰难受的神情，孩子爷爷虎着脸，看着有点生气，冷冷地说："能不能换个人吸痰，你根本没吸干净，喉咙里还有很多痰，看把孩子给难受的。"我无奈地说："爷爷，您别着急，要不过一会我再吸一次吧。"爷爷强烈反对道："不用了，我不要你吸！"听到这句话，我瞬间觉得很失落，我也心疼孩子，知道他小小的身躯承受着病痛的折磨，但我已经尽力轻柔了。没想到，后来每次孩子需要吸痰时，爷爷都要指定某护士吸痰，不然就不肯吸。我心里有点委屈，想着明明我也是按照操作规范来进行的，就不知道哪里出了错，让孩子爷爷不满意了。我也在仔细思索，用心观察，怎么才能让爷爷再次相信我。

在之后的一天，依旧炎热，让人汗珠不停地滚落，我上中班刚接班，辰辰的呼叫铃再次响起。我看到当天的床位护士园园老师准备前去，原来辰辰再次出现了响亮的痰鸣音，园园老师想给他吸痰时，辰辰却表现出十分抗拒，摇晃着小脑袋，不住地反抗。我内心想这下可难了，孩子不配合，一会儿爷爷又得生气了。然而，当园园老师看到辰辰的反应时，并没有立即强行给他吸痰，而是轻柔地抚了抚他的小脑袋，轻轻握住他那无力的小手，半蹲下来与他平视，看着他的眼睛耐心地说道："辰辰呀，你放心哦，阿姨会轻轻的，好不好？"又突然像变魔术似的从口袋里拿出了一朵小红花，在辰辰面前晃了晃，"等会儿我们顺利吸好痰，阿姨就把它奖励给你，好不好？我们辰辰是最棒的宝宝！"

只见辰辰眼里紧紧地盯着那一朵小红花，悄悄笑了笑，点头答应了。后来，我找园园老师了解后才知道，只要园园老师空下来就会去找辰辰宝贝聊天，分享自己的想法。她说辰辰喜欢小熊玩偶，喜欢花坛里鲜艳的花朵，喜欢路边生机勃勃的柳枝。她说越是了解，越觉得辰辰是个聪明懂事的孩子，只有用心与他沟通，取得他的信任，他才会乖乖听话配合我们的操作。原来，这一切并不是我的技术有什么问题，而是我没有沉下心来去倾听、去感受，以己度人，用心关怀才是沟通最好的"良药"。想到这，我心里的委屈难过烟消云散，我想我已然了解了化解误会的良方。

为了帮助辰辰尽快恢复，我们开始进一步学习脊髓性肌萎缩的护理。脊髓性肌萎缩的患儿长期卧床，进食慢，进食时间长，这就导致了营养不良、误吸等的风险会更高。看着瘦弱的辰辰，我们也由衷地希望他的脸颊不再凹陷，身上有肉，看起来更圆润一些。为了保证辰辰的营养，我们请营养科会诊，在网上查阅许多相关文献，请教儿童医院的老师。科里的护士姐妹们也给辰辰送了好多小衣服和书本，还购买了拍背神器，更方便促进肺部痰液的排出。我也亲自去挑选了和辰辰衣服上相似的小熊玩偶，当我将藏在身后的玩偶奖励给他时，他的眼睛都亮了起来，紧紧地抱住小熊玩偶，有时还会学着我们的样子给他的小熊玩偶打针吸痰，嘴里稚嫩地传出像我们一样安慰他小熊病人的语句，还念叨着我夸赞他是小熊病人的榜样。

随着日复一日的相处，我与辰辰一家也越发熟悉起来，我一直疑惑于迟迟未见过辰辰的父母。看着他独自一人地坐在床上，陪着他的小熊玩偶玩游戏，爷爷白日在忙，只有奶奶强撑着身体照顾辰辰。后来，我才了解到一家的情况，爷爷白天还得去上班，努力赚钱给辰辰付医药费，一家子的生活负担全在爷爷身上，奶奶身体不太好，只能勉强管着地里的一些庄稼和蔬菜，再照看着尚且年幼的辰辰。

当我问及辰辰的爸爸妈妈为什么不能来照顾孩子时，只见爷爷微微摇了摇头，悲伤且无奈地说道："辰辰生病的时候，他俩刚刚离婚，这孩子命苦啊，摊上了这么一对父母，两个人谁也不想管，只有我们老两口负责。不管怎么样，我们都要救的。"得知原委后，我们更心疼辰辰的遭遇，也更加用心地爱护他。值得庆幸的是，经过一段时间的治疗与护理，辰辰终于好转出院了。出院后的几天，辰辰的爷爷和奶奶又回到了病区，爷爷那粗糙的大手提着满满一袋还带着泥土芬芳的青菜和萝卜来到了护士站，"自己家种的，很新鲜，炒着吃很香。"爷爷说完便放下东西，默默地离去了。

有时候我们并不能光看事情的"表面"，而忽略了它的"本质"，当我们觉得孩子的爷爷奶奶"难以相处"的时候，可能是孩子的病痛、家庭的支离破碎已经将一个本该安享晚年的老人折磨得敏感而挑剔。或许对于年幼的辰辰而言，打针、吃药、吸痰并不能真正让他觉得我们救治和帮助了他，或许温柔的鼓励，用心的关爱，贴心的陪伴，才是辰辰最好的良药。

终末的幸福

徐赶豆　金嘉怡

夜深人静，长夜寂寥，喧闹的城市归于夜的静谧，病房里伴着患者浅浅的打鼾声，我做着如往常一般的工作。突然，22床的监护仪发出刺耳的报警声，如同一道闪电，划破了这一夜的平静。

"护士，护士，快来，我爸喘得厉害！" 22床的家属从病房里冲了出来，着急地喊着，我赶忙来到病人身边。老张柔弱的身体伴随着呼吸抖动，胸廓一起一伏，嘴巴张开大口喘着气，头上的汗开始往下滴，他看着我，想说话，却又说不出来，眼神里向我发出求救的信号。

"刚刚患者做了什么事情？怎么突然喘成这样？"我一边调高氧流量，一边询问一旁的家属。

"刚刚他在床上解了一次大便，刚解完就这样了。"家属也是急得满头大汗，不知道怎么应对这突如其来的变化。

氧流量调高后，我站在患者身旁，直勾勾地盯着监护仪屏幕，期待着脉氧能上升，可是我们期待的并没有发生，患者的脉氧仍是那么低，我立马通知值班医生，并遵医嘱使用止喘药，然而患者气促还是没有缓解，脉氧也没有明显上升。值班医生立刻询问家属要不要行气管插管，家属转头看着病房中蜷缩的身躯，哽咽道："之前都插了几次管了，算了吧，别折腾他了，我带他回家。"话语中充满着无奈和不忍。

在老张生命最后的时刻，他的家人已经陆陆续续来到病房，有的掩面哭泣，有的握着老张的手说着让他再撑下去，而护士站前的长椅上有一个人，弓着背，双手掩面，半天未曾动弹，那是老张的儿子。

看他这个样子，让我想起了前两天与他闲聊的时候，他说他因为父亲最近几年身体越来越差，自己就辞职在家照顾他。过去的一年内父亲已经在上海做过两次气管插管，在苏州也插过一次管，每次拔管之后父亲都会抱怨插管很难受，自己年纪大了，也折腾不起了。所以这次入院即使有了气管插管指征，家属也是一拖再拖，迟迟不肯签字插管。

我又去看了下患者，虽然很难受，但是有家属的陪伴，紧紧皱着的眉头逐渐舒展开来。但此时此刻，最痛苦的人是他的儿子，他站在父亲的床旁，看着病床上的父亲，眼睁睁看着父亲饱受着疾病的折磨，却不能做些什么，他双眼噙着泪，俯下身安慰着自己的父亲，握着他的手说："没事了，爸爸，我们回家了，这次我们不插管了，不受苦了。"

听着这一声声"爸爸"，周围的人也心里阵阵酸涩。老张的家属将他带回家去了。听到电梯门关上的声音，我怅然若失，看着护士站桌子上的一瓶饮料，还有一张纸条，我愣了神，纸条上写着"谢谢你了，今天麻烦你了"，这是老张的儿子留下的饮料和纸条。

我盯着面前的饮料突然有些恍惚。患者在家属陪伴下露出的笑容、儿子沉默的身影，在我脑海中挥之不去。相较于身上插满管子，孤零零地躺在病床上，与其将生命毫无质量地延长，或许在家人的陪伴下离开也是一种幸福。

在这个寂静的夜晚，我明白了，真正的幸福并不总是与生命的时长挂钩。有时候，陪伴、尊重和家人的爱是生命中最宝贵的礼物。护士的工作不仅是挽救生命，更是为每位患者带来尊严和关怀，让他们在最后的时刻感受到温暖和理解。

生活中，我们常常陷入追求生命的延续、物质的堆积和地位的攀升的漩涡中。然而，当真正面对生死的瞬间，我们才能够深刻地理解什么才是最重要的。就像那个夜晚，在医院的病房里，我目睹了生命的脆弱，也见证了爱和陪伴的无限价值。当家属拒绝再次为患者插管时，我感受到了一股深刻的无奈和不舍的放手。

随着医学科技的进步，我们似乎已经有了越来越多的方法来延续生命，但有时候，这些方法并不一定是最好的选择。有些家庭会选择抢救，期待着奇迹的发生；有些家庭则选择了回家，与患者共度他最后的时光。

老张的儿子弓着的背影，微白的鬓角，含泪的双眼，让我印象深刻，他的眼睛里充满了那么多的无奈和痛苦，那里有他的付出，有他的留恋，有他对他父亲的爱……他曾经为了父亲的健康放下了自己的工作、事业，全身心地照顾着老人。而他也学会了在老张生命的最后一段时光中选择放手，让父亲感受到最后的幸福。

每个患者都有着自己的家庭、梦想和故事，作为一名护士，作为一位见证生命故事的人，我的工作不仅仅是为他们提供医疗护理，更需要为他们带去关怀和尊严。

我们如何告别

邵镜霖

我们总在告别，告别天边的云彩，告别连绵的阴雨天，告别昨日令人烦忧的事，告别此刻的欢乐，也告别着爱自己和自己爱的人。

死亡，对健康的人来说，是一件遥远的事情，带着一种事不关己的心态。医院却是一个充斥着生老病死的场所，我们见过很多的生离死别，不同的人有不同的方式去告别生命，人性从来不是单一属性，它是复杂的。所以在面对死亡时，他们或愤怒、或不甘、或惶恐、或镇定，但总有不舍，因为我们心中都有爱，爱自己，爱他人。

刘阿姨，胰腺癌晚期，主诉腹胀不适入院，既往体健。就是这样一个健康的人，却在忙碌又幸福的晚年查出最无情的疾病。入院初始，她的小女儿就在护士站满脸严肃地要求我们不准向病人透露病情，我们都心中一凛，连忙保证绝不透露病情。

刚开始时，刘阿姨白天由两个女儿轮流陪着，晚上是刘阿姨的老伴守在边上，但是随着病情的发展，刘阿姨的自理能力慢慢下降，纳差加上疾病的消耗，让刘阿姨愈发瘦弱不堪，连下床如厕都变得困难，于是晚上也由刘阿姨的两个女儿轮流陪护。工作多年的我见过很多别离，可是那天晚上，我看到刘阿姨那已到中年的小女儿，手足无措地站在床尾，地上放着好几包刚买的尿不湿垫子，她红着眼眶还强撑着露出笑脸看着我，我内心忍不住酸楚，为什么生命如此脆弱？

想起刘阿姨曾和我说过，她的小女儿是家里最受宠的，有爸爸妈妈疼，有姐姐爱，哪怕她自己已是一个大男孩的妈妈了，全家仍是叫她"妹妹，妹妹"。当刘阿姨提到这个小女儿时，她脸上的神情既骄傲又宠溺，而刘阿姨在我脑海中塑造的那个娇气的小女儿形象，和眼前这个强忍着泪水的人大相径庭，却又渐渐重合在一起。

这一刻，刘阿姨心里肯定很心疼这个被宠了一辈子的女儿吧。我连忙接过她手里的尿不湿，问她："是不是不会用？""是的呀，"她说，"麻烦你能不能教教我怎么用？"我帮助她一起给刘阿姨换好尿不湿，刘阿姨和她女儿连连向我道谢。我摆摆手，赶紧去忙其他的事情。我快下班时，刘阿姨的小女儿拿着一盒点心过来，小声地跟我说："刚刚谢谢你，你们这里的护士都挺好的，我之前的担心太多余了。这些点心你帮我分给你的同事们吃吧。"

我连忙拒绝："不用不用，我们都理解你们的心情，毕竟这种病会让病人很痛苦，我们都想多做点什么，能让刘阿姨少遭受一些痛苦。"

刘阿姨小女儿的防线一下子崩溃了，哽咽地开口道："从来没想过我妈妈会生这样的病，每天看她什么都吃不下，心里比刀割还难受。"那一瞬间，安慰的话语在嘴边我却怎么也说不出，因为它支撑不起生命的重量。

有一天，刘阿姨身边恰好没有人陪，我不放心她一个人，就去陪她说说话。刘阿姨把我拉近，悄悄地告诉我说："我其实知道自己的病，以前我家里也有人得一样的毛病，她们瞒不住我的。"我感叹于刘阿姨的聪慧，也心疼她在心底默默地与生命和亲人作告别的坦然。

刘阿姨的手很暖，当我为她做治疗时，她会拉着我的手说"妹妹真好，谢谢你！"有时我想开解刘阿姨，却变成了刘阿姨开导我。胰腺癌给刘阿姨带来了巨大的痛苦，止痛药也导致了剧烈的不良反应，呕吐头晕，让她原本就差的胃口，连喝水都变得困难，我赶紧与医生沟通，更换其他止痛药。幸好，新换的止痛药药效不错，副作用也很小，刘阿姨终于可以舒服地多睡一会儿了。我想为她多做点什么，又怕反而给她增加痛苦，她说想吃冰淇淋，她的女儿们不同意，她问我："真的不能吃吗？"我忍着难过笑着说："能吃能吃，但是只能吃一点点哦。"这样的对话，让我觉得，如果生病只是到医院"一游"该多好。

　　刘阿姨的身体每况愈下，大家长"姐姐"在做好万全的准备后，带刘阿姨回到家中休息。我希望故事到此为止，我希望刘阿姨在家中一直好好地休养。

　　生如夏花之绚烂，死如秋叶之静美，也许这便是告别的态度。我们珍惜每一天的时光，努力去盛开，即使是悲伤和死亡，淡然地看待，就像秋叶般静美地接受所有的结局，最美的生命我们都已尽力去争取过经历过了，那便没有遗憾了。

陨落的蝴蝶

吴 燕

　　人们常说，生命的诞生是个奇迹，每一个新生命，都是上天派来的天使。十月怀胎，一朝分娩，从婴儿呱呱落地，发出第一声响亮的啼哭，那第一次小心翼翼的触摸与拥抱，母与女的血脉相连，一种无法割裂的牵绊环绕着二人。她看着她，从牙牙学语到蹒跚学步，从磕磕绊绊的奔跑到背上小书包跨入校园，从纯真懵懂的少年到亭亭玉立的青春韶华，从紧张激烈的备战高考到步入大学校园的自由与欣喜，从对前途迷茫的毕业季到拿到入职 offer 的喜悦与放松，作为母亲的她，心中充斥着自豪与骄傲。

　　这是她平凡女儿前半生的经历，也许压力、迷茫、紧张、害怕、无助也曾深深地环绕着她与女儿。成长的过程就是破茧成蝶，努力挥动着翅膀破开青涩，在阳光下轻盈飘曳地飞舞，看着未知且无限可能的未来，她们是满心的憧憬与期盼。但是命运啊，它仿佛一个调皮的顽童，作弄着这个女儿，作弄着这个家庭。

　　那是一个天气阴沉的下午，乌云遮蔽了天空，雨滴将落未落，整个病房充斥着忙碌，铃声不断，步履匆匆，新病人、急诊、手术、转科，一下子乌拉拉地全部涌来，低气压笼罩着护士站，每个人都在埋头苦干。

　　远处传来平车的"哗哗哗"声和急促又杂乱的脚步声。正在去准备换盐水的我，直愣愣地呆住了，平车上下都装满了东西，家属手里也拎着大包小包，师傅敞开他的大嗓门："病人来了，感染科的，放几床啊？"耳边不住的铃声还在不断地催促着我的步伐，我仅仅内心感叹了一下——这是搬家还是转科呀？就继续我的忙碌。

　　天空依旧阴沉，这雨仿佛快要倾倒而下，先行部队的细小雨滴轻轻地拍打着窗户，室内的灯光转为昏暗，空气中全是沉闷。忙碌又慌乱的下午总算即将过去，就算是看着这糟糕的天气，我的心情也不住地好了起来，当然啦，即将下班的我怎么能不开心呢！安静下来的病房，只有脚步声和不停敲键盘的声音萦绕在耳边，手上的工作不停，心里却享受着难得的静谧。

　　突然，刺耳的争吵声从护士站旁传来，打破了这宁静的气氛。停下手上的工作，赶忙前去病房。眼前的情景，让我再次震惊了：病房里摆满了行李，违规的电器，杂乱的用物，家属嘈杂的怒吼声一瞬间占据了我的脑海，当然，还有一旁床位护士无助弱小的身影。其他的病人听到这里的动静也前来围观，我们只能一边安抚患者，让委屈的床位护士先行离开，一边劝说前来凑热闹的患者。经过一段时间后，家属的情绪才慢慢稳定下来，我们这才了解到事情的原委。

　　女儿卧病在床，父母沉痛应对，但对女儿的疾病无能为力。其父母对周围世界宣泄不满的背后是无尽的悲伤，是感叹于命运的不公，是屈服于现实的无奈。25 岁的豆蔻年华，女儿的未来还有无限的可能，但一切的一切，似乎于去年戛然而止。突如其来的昏迷吓坏了父母，害怕与慌张充斥着这个家庭，他们期盼着这是一个简单的意外。然而，命运仿佛与他们开了一个巨大的玩笑——"自身免疫性脑病"的诊断给患者的父母当头一棒，他们质疑不解，坚决不相信。辗转于各个医院，看着日益消瘦的女儿，听着同样诊断的答案，眼泪已经流尽，面容布满悲伤。在得知患者的经历后，我的内心也瞬间涌入一阵悲伤。此时此刻，这对父母只想要全方位地照顾女儿的饮食起居，为女儿提供最大的支持，却被告知"家里制作流质辅食的大功率电器不能用""行李太多，希望少带一些来医院""家里只能留一位家人来陪护"，这些住院要求对于普通患者的家庭来说或许会被理解和配合，但对于这对身心俱疲的父母而言却成了一场情绪宣泄的导火索。

我理解家属的应激，但现实的世界依旧残酷，我们心疼他们是命运的可怜人，但规矩有着规矩的意义。新冠疫情的大环境下，每位患者只允许有一位家属陪护，看着面带苦涩的母亲，看着角落里将残肢努力背在身后的父亲，我们请了护士长和科主任前来商议。规矩之下也有人心，鉴于他们家的特殊情况，领导们同意了他们两位家属的陪伴，但也再次重申了医院的规定，杂乱的行李还是得整理放好，以及违规的电器万万不能使用。

我们赶紧帮忙将随意摆放的行李一一归置起来，违规的电器我们也暂时帮忙保存，待出院后再行归还，还将病房的环境和设施向家属介绍了一下。

感受到了我们的热情和体贴，母亲面带惭愧地走到了我的面前说道："不好意思啊，护士，刚刚是我们太激动了，听到不能一起陪囡囡，我们实在是不放心，你们也理解一下我们做父母的心，刚刚是我们态度不好，也请你替我们跟之前的护士说声抱歉啊，还有谢谢护士长和主任同意了我们的要求。"

我拍了拍她的肩膀，轻声回应道："放心放心，我们都能理解的，问题解决了就好，你们也安心，有什么需要及时和我们沟通。"

豆大的雨滴敲打着地面，再溅起散开，原本飞舞灵动的蝴蝶停在叶间，仿佛老天在听到这个故事后，也为他们感叹命运的不公，为他们流下了泪水。在回家的路上，我心里依然无法忽视这个病人，与我相仿的年纪，再也听不到父母的呢喃，再也吃不到美味的佳肴，再也不能看到外面的风景。昏迷、肢体僵硬、气管切开、耐药菌，一切的一切，她受困于那一张病床的方寸之地，想到这一幕，悲伤再次笼罩着我。作为同龄人，我真诚地希望在住院期间可以帮到她，哪怕只是一点点微薄之力。

第二天上班前，我还念着一定要多关注一下她。但尚未开始工作，夜班的护士已经跑来找护士长抱怨："领导，你快去看看昨天感染科转来的新病人吧，昨天不是说得好好的吗？这一晚上东西又摆出来了，营养液也不肯上，说用我们的营养泵不好，说他们在家就是两个小时自己注射的，还要自己弄，不相信我们。"听着夜班姐姐一连串的话，我也诧异了，明明昨天下午下班前，患者家属都同意配合了，怎么一夜之间仿佛又回到了从前？

恰好今天是我们组负责患者，我跟着护士长前去解决，看着眼前的场景，只能说与夜班护士说的一模一样。护士长将母亲拉到一旁细心地解释和安抚，我便开始一件一件地帮他们整理。整理完毕后，我看着父亲正爱怜地抚摸着女孩，便柔声问道："叔叔，你们为什么不同意上营养液呢？你看时间已经这么久了，小黄肯定饿坏了。"

叔叔也不看我，就紧紧盯着女儿："我们家里就是这么做的，等早上到8点我就给她打营养液，都已经习惯了。"

我走到了他的对面，继续解释道："叔叔，你想啊，你在家里这样做是因为没有营养泵，所以只能手动打，这个机器呢，可以设置参数的，它能匀速地进行喂养，也能更加卫生和安全，咱们也不能一直饿着小黄呀。而且我们医院有规定的，家属不可以进行这类操作的，我们试一试这个怎么样？"恰巧护士长和阿姨也回来了，叔叔抬眼看了看我，又看了看门口的阿姨，知道了有必要改变做法，最终还是同意了。

在这之后，我细心地关注着小黄的病情，会轻柔地给她进行口腔护理，会仔细给她更换气切纱布，会及时地联系师傅带她去高压氧舱，会在家属一声声紧张的呼唤中轻柔地给她吸痰。

在不断的相处中，我们也越来越熟悉，我也会和叔叔阿姨一起聊聊小黄的往事。聆听了他们的故事，我更为这个女孩可惜。211 院校毕业的她，凭借优秀的成绩考入了事业编，却在刚刚工作不久发病了，平淡温馨的生活被突然按下了暂停键，原本轻盈飘曳飞舞的蝴蝶瞬间陨落。

看着她母亲眼角的泪花，我竟一时语塞，不知该如何开口安慰，唯有默默地陪伴。有时阿姨会拿出平板，给小黄播放综艺，阿姨总说生病前的小黄特别爱看《王牌对王牌》，她是个爱笑爱乐的孩子，摸摸小黄的额头，让她睡着了也能听听。父母之爱子，则为其计深远，他们牢牢记住小黄成长过程中的一点一滴，哪怕没有回应，他们也在慢慢地述说和回忆，期盼着奇迹发生。

回想着他们的故事，恰好看到一只蝴蝶停在窗台上，它的双翅被雨水浸湿，牢牢粘在台面的瓷砖上，它正奋力地颤抖着身体。我赶紧拿起纸巾去一点一点沾干它身边的雨水，在它不放弃的挣扎中，某一瞬间的振翅竟让它真的再度飞起，直到飞离我的视野。

我想，意外可能悄然而至，生活不会一帆风顺，命运总有不公时。看着路边蓬勃生长的小花，看着花丛中翩翩起舞的蝴蝶，听着街角喧嚣热闹的吆喝，听着家里父母不住的唠叨，陪着三两好友出去聚聚，顿觉每一份静谧美好都弥足珍贵，愿大家珍惜当下，努力过好每一天。

辗转流年，与你相伴

吴　燕

　　窗外寒风凛冽，窗户上凝了一层冰霜。穿着防护服、隔离衣的我们大汗淋漓，被闷热、黏腻环绕，沉重的呼吸，匆匆的脚步，冰与火的交织，汗珠滚落，衣衫浸湿。自疫情隔离措施解除以来，一批一批的同事因感染新冠陆续倒下，稍微恢复又接着返岗作战，源源不断的病人涌来，无一不给我们的工作带来了新的难度。

　　"嘀嘀"的监护仪报警声，嘈杂的脚步声，忙碌又喧闹。没错，这就是我们"热火朝天"的监护室。至今我仍然记得相见之初，他因为高热、脉氧下降，确诊重症肺炎，来到监护室进一步治疗。身体的不适、环境的陌生以及缺少了家属的陪伴，这一切的一切都紧紧地包裹着这位75岁的老人。显而易见的是他眼里的害怕、面容的紧张和心中的孤独，然而这所有的感受他都无法用言语表述。失语剥夺了他最方便、最直接的表达，同样也为我之后的工作增加了难度。面对困境，唯有迎难而上，经受历练，方能成长。

　　反反复复的高热、畏寒，让这位老人精神萎靡，看着他无精打采的面容，我的内心也涌上一阵阵无力感，但尽力想让他舒适一些。我常常会轻轻拍一拍他的肩膀，关心他的感受："阿公，你感觉怎么样呀？有没有哪里难受？"然而换来的却是他冷漠的态度，或是他轻飘飘的一瞥，他仿佛始终沉浸于自己的世界，拒绝与外界的交流。失语是他的病痛，也是他的利器，无可否认，那一刻，确实会给我带来一种深深的无力感，仿佛是一个人的独奏舞台，缺少了观众的回应。但我深知这是疾病的因素，他无法表达，无力交流，我默默告诉自己不能气馁，一定要尽我所能去帮助他、关怀他。

　　从鼻导管到面罩，他的脉氧仍然不稳定，我也忧心忡忡。长期的面罩吸氧，让他的口唇越发干燥，我只能不停地关注湿化情况，以此来缓解他口鼻腔干燥。就算我时刻注意着，他的痰依旧比较黏稠，且在深部难以吸出，口腔内也会有部分痰痂黏在上颚。每当给他进行口腔护理的时候，我都得细心地帮他将痰痂软化去除。碰巧遇上他精神尚佳、愿意配合的时候，他就会乖乖地把嘴巴张开，方便我仔细地给他清理干净。然而遇到他难受或者精神不佳的时候，他就会把嘴巴紧紧地抿住，任凭我怎么叫他配合，都不予理会。

　　然而，一段时间的面罩吸氧效果甚微，他的脉氧仍然难以维持，对他的忧心持续萦绕在我的心中，经过讨论后，医生们最终决定让他进行高流量氧疗。幸运的是，持续一段时间的高流量氧疗后，老爷子的精神状态明显好了许多，再与他沟通的时候，他也愿意回应我了，有的时候会抬手向我示意，有的时候是眨眨眼睛，有的时候也会浅浅地笑一下。我也会亲切地叫他"朱爷爷"，他总会积极地回应我，嘴里发出"啊啊"的声音。那一刻，我仿佛看见持续了很久的独奏表演者终于迎来了属于他的喝彩者。

　　小小的一方天地，目光所及之处皆是冰冷，监护室的孤独感，即便是有我和护理员阿姨时常的关心，孤独仍旧深深地笼罩着他。一墙之隔的门外，他的儿女也在深深地牵挂着他。

　　朱爷爷的儿子也常常在监护室的门口徘徊等待，虽然没有办法进入监护室来探望朱爷爷，但他总是会在门口拉着我，急切地、仔细地询问着父亲的病情，也会请求医生拍一些视频或者是父亲的照片来了解父亲的现状，或者在朱爷爷有检查的时候，便早早地在门口等候，在路途中仔细地端详着父亲的面庞，紧紧拉着朱爷爷的手，嘴里不停地鼓励与安慰：

"你要好好配合治疗啊，等你好了，我就带你回家，咱们回家。"

将近一个月的高流量氧疗，朱爷爷的CT复查结果显示肺部的炎症已经减轻了许多，医生也开始慢慢尝试让他撤去高流量氧治疗，转为面罩吸氧，我也时刻忧心着朱爷爷的脉氧能不能维持住，能不能撤机成功。

同样庆幸的是，这次的尝试非常成功。随后不久，朱爷爷又从面罩改回了鼻导管吸氧。看着朱爷爷的精神日渐好转，我也会调皮地逗一逗他："朱爷爷，想不想回家了呀？"

他有时也会无奈地看着我，仿佛我是个无理取闹的孩子，却默默地配合着我，出乎我意料地调皮地发出"不"的声音。一旁的护理员阿姨也会调侃他："那你不回家，留在这里面陪我们吗？"他会轻轻瞥一眼我和阿姨，一副我不跟你计较的模样，殊不知我们早已看透了朱爷爷的心思，我也会在一旁偷偷地捂嘴笑，真是个嘴硬的老爷子。但看着朱爷爷越来越精神的样子，与我们初遇之时判若两人，那个萎靡不振、无精打采的朱爷爷从我脑海中慢慢褪去，取而代之的是现在这个笑意满满、神采奕奕的朱爷爷。

岁月回眸，光阴渐老；辗转流年，相伴相送。与一位又一位患者相逢，即便只是平凡一生中的匆匆过客，聆听了感人的故事，看过了感人的画面，体会了动人的情感，患者和家属们出院时的喜眉笑眼和连声的感谢，也让我体会到了陪伴的意义。

陪伴是最长情的告白

金嘉怡

在成为一名护士之前，我所知道的关于护士的描述就是"救死扶伤""白衣天使"。等成为一名护士之后，我才知道，天使高高在上俯视人间，而护士就在人间，被安排在需要的人身边。

张爷爷初次来的时候，他拉着他的妻子，坐在护士站前的长椅上，看不出是个病人的样子，我还以为他是陪老奶奶来看病的，后来才知道他是个肺癌晚期患者。张爷爷经常板着个脸，而老奶奶特别爱笑。每一次张爷爷来化疗，我们向他做宣教的时候老奶奶都听得特别认真，即便反问她，她也能说得头头是道，有时还会向同病房的病人和家属做宣教，不管是饮食方面还是药物方面，只要是和张爷爷疾病相关的她都能知道。他们时常站在心愿墙前看着心愿墙上病人留下的寄语，我想"这肯定是一个有文化的老奶奶"，可直到有一天我把笔递给她的时候，她憨憨一笑，把笔递给张爷爷说："让他签，我不识字。"

那一刻我才知道，哪有什么有文化的老奶奶，因为爱，她努力记下了护士教的所有东西。

那天我中班快下班的时候，老奶奶突然找到我，忧心忡忡地问我："老头子最近胃口越来越不好了，吃不下饭，还一直吐，怎么办啊？"

经过评估，我考虑这是化疗后的胃肠道反应，我安慰老奶奶，并让她买一点张爷爷喜欢吃的东西，清淡饮食，可以吃点山楂、喝点柠檬水，如果没有什么不舒服，可以下床活动活动。老奶奶对我连声道谢，转头就要下楼去买山楂，我急忙喊住她，告诉她现在太晚了，超市都关门了，等明天再买吧。

第二天一早，老奶奶就给张爷爷去买早饭了，经过他们病房的时候，我看到老奶奶去窗户边叫晒太阳的张爷爷吃早饭，笑着哄他吃山楂条，桌上还摆着话梅、柠檬水……在温和的晨光里，两位老人的身影模糊成一幅无比美好的剪影，我想这就是老一辈的爱情吧，从不将"爱你"二字宣之于口，却处处都是爱。

严肃的张爷爷和爱笑的老奶奶每个月都会定时地手拉手出现在病房里，和我们打招呼，然后用药、出院，大家私底下都羡慕他们这股甜蜜劲。但是时间不会因为幸福或者悲痛而驻足。

张爷爷的身体一天不如一天，我常常在夜深人静时听到张爷爷病房里传来呕吐声和呻吟声，癌痛已经缠上了张爷爷。他额头上冒着一层层细细的汗珠，忍着痛问我们："又开始痛了，怎么办呀？"

他随即紧皱着眉头，唇色苍白，嘴里一直在重复着"痛啊……痛啊……"

老奶奶此刻含着泪说："你们不是有吗啡针吗？给他打吧，我只要他不痛就好了。"

医生开了医嘱，我抽好了药来到张爷爷病房里。老奶奶紧紧握着张爷爷的手，盯着张爷爷的脸，看到我来了，擦了擦眼泪，像看到了希望一样："老头子啊，马上就好了哦，打了针就不痛了哦。"张爷爷就这样，每晚在止痛针的作用下，握着老奶奶的手浅浅睡去。

后来，张爷爷急诊入院，瘦到脱形的脸颊、急促的呼吸、苦不堪言的表情，完全磨掉了他的最后一丝优雅，从老奶奶布满血丝的双眼和无处安放的慌乱中，我们也感受到了沉重的气息。检查结果不容乐观，从前爱笑的老奶奶也不笑了，只是他们的手时常紧紧地拉在一起。张爷爷的病情起起落落，反反复复，每次医生离开张爷爷病房时，老奶奶总会在病房外紧紧拉着医生的衣袖，嘴里嘟囔着，哽咽半天，又什么都没说出口。晚上值班的时候，老奶奶总是穿着软底拖鞋到护士站前寻求我们帮助。

那天是我夜班，张爷爷床位的呼叫铃突然响起，我赶紧走到张爷爷的病房。看到老奶奶拉着张爷爷的手，泪水挂满了她的整张脸，她一声声地呼喊张爷爷的名字，是的，张爷爷已经到了临终状态。我呼来了值班医生，他和老奶奶沟通了很久。老奶奶再回到张爷爷身边时，依旧是不舍地拉着张爷爷的手，她红着眼对张爷爷说："老头子，以前都是你做决定，这次让我决定一次，我们已经辛苦了这么久，不要再辛苦了，我不想你再这么痛苦了，你放心，我会陪你到最后的……"在老奶奶喃喃的细语中和轻柔的安抚下，张爷爷安详地离开了。

张爷爷和老奶奶的故事就此落幕了，那天经过心愿墙的时候，我看到了这样一段话"今生执子之手，与子偕老，我们已经实现相依相伴，漫步于夕阳西下，回首看流年，不负遇见"。后面落款人是张爷爷的名字，我想这是他对妻子最后的无声告白吧。

在肿瘤科，我见过生命的脆弱，见到了爱的伟大，在陪着一个个生命顽强抗癌的时光里，我们身着白衣，头戴燕尾帽，穿梭在各个病房里，把光和温暖送到每一张床前。惜医者仁心，愿苍生无恙，愿我们一路上都有人相伴……

守护与告别

金嘉怡

在肿瘤科，每一位患者的背后都有一个不寻常的故事。有的人勇敢抗争，穿越生死关卡，与癌症顽强搏斗；有的人在那份沉重的诊断书面前，颓然垮下，从此心灰意冷；有的人在温暖的怀抱中，全家齐心共抗癌魔；有的人孤独前行，步履蹒跚却意志坚定……

初识老叶，是一个普通而忙碌的早上。病房里病人络绎不绝，我看见一个瘦弱的老人，穿着一件黑色布衫，拘谨地站在护士站前，手里拿着入院证。他身材瘦小，仿佛一阵风都能将他吹倒。在完成入院评估后，我注意到他在风险评估单上用流畅的行书签下了名字。他的诊断令人心头一紧：低分化肺腺癌晚期伴胸腔转移。老叶从袋子里小心翼翼地拿出了两瓶单抗郑重地交给我，叮嘱我一定要小心保管。他的静脉细小、无弹性，每次注射时，都能看到他紧紧咬住嘴唇，竭力忍住疼痛。然而他总是温和地安慰我，让我不要着急，慢慢地找位置，即使多打几针也无妨。在接受了药物治疗后，老叶顺利出院。

老叶每两周都要来一次，有时候是女儿陪着他，有时候则是孤身一人。他从不主动提要求，总是在我们关切地询问他是否需要换床单、换裤子时，才会微微点头答应。每次出院之际，他总会在病房的长廊里，找到我，然后倚着门框，用那略带颤抖的声音和我道别。可是随着时间的推移，我注意到老叶的呼吸逐渐急促，喘息声愈发沉重。不止一次，他忍不住向我倾诉胸口有点痛，痰里有血，我知道这是癌细胞正在一点一点吞噬着这个瘦小的老人，慢慢地，他用上了止血药。

再见老叶时，他身上多了一根胸管，是医生给他引流胸腔积液用的，他拿着引流袋朝我晃了晃："小金，你猜里面是什么？都是肿瘤细胞！"我的心瞬间沉了下去，已经用了那么昂贵的药，还是抵抗不了可恶的癌细胞。老叶又吸上了氧气，躺在病床上，签风险评估单的手颤颤巍巍，已经没有写字的力气了，只能在纸上留下一个浅浅的红色指头印。我轻轻握住他纤细的胳膊，就像握住了一根即将折断的枯枝。抬头看着他，颧骨高耸，两鬓斑白，脸色黯淡无光，脸上布满皱纹，就像一棵被岁月侵蚀的古树。随着病情恶化，医生巡视的次数也增多了，他用上了祛痰药，用上了止喘药，从二级护理改成了病重、一级护理。曾经坚韧的老叶终究无法抵挡癌痛的折磨，晚上只能依靠安眠药和止痛药才能入睡。

有天早上我看到了他床上黄色的尿渍，他不好意思地转过了头，坐在床边看着窗外，用仅有我们两个能听到的声音说："我是越来越不中用了，估计活不了多久了！"我还是第一次看到老叶如此消极，心疼之余，我紧紧握住他的手，想多传递给他一些力量和温暖。

从我进入中夜班开始，与老叶相遇的机会变少了，再次看到老叶时，他身上接着导联线，升压药24小时不间断地进入他的身体里，他的声音变得微弱无力。我握了握他的手："撑住啊，老叶！"

庆幸的是随着时间过去，他的精神好了起来，微量泵也撤掉了，血压也恢复了平稳，我为他能成功闯过这一关而感到由衷的高兴。他总是谦逊地向我道谢"谢谢""麻烦你了""你们也是辛苦"……

突然有一天，我发现老叶病房里多了一个女人，那是他的另一个女儿，专程从外地回来看他。那天老叶很开心，病房里传来阵阵笑声，他拉着两个女儿说了很多话，说着说着就哭了。然而，令我猝不及防的是，第二天，老叶的床被罩子罩着，我想他这么快就出院了，正为他高兴时突然瞥见老叶的病历——"抢救记录""自动出院"的字样深深刺得我睁不开眼。

老叶真的离开了，他的生命在短短三个月的时间里，如同流星般消逝。我知道这一天迟早会到来，然而，我无法释怀那份遗憾。我没有陪伴他度过最后的时刻，也未能在他离去前再次与他道别。如今，老叶已经离去，而我只能在记忆中与他诉说那些未曾说出的告别与思念。

史铁生曾说过一句话："地上死了一个人，天上就多了一颗星星。"然而，在那个灯火辉煌的晚上，我从窗户极力望出去，却看不见一颗星星，但我看见了外面的一棵参天大树，想起老叶生前一直盯着这窗外，肯定也看到那棵树了吧？我问树："你为什么可以生生不息，而人却不可以？"树没有回答我，但那树下竟传来阵阵的婴儿啼哭，那边是生命的开始，这边却是生命的落幕。

在肿瘤科工作的日子里，我时常思考：护士的成就感究竟是什么？面对我们有时无能为力的结局，我们还能做什么？

原来我们能做的还有很多，在病人饱受癌痛困扰的时候，为他们减轻疼痛；在病人辗转难眠时想办法让他们睡上一个好觉；在他们用药时，为他们找到一条好的静脉，减少穿刺的痛苦；在他们看到检验结果逐渐趋于正常时，与他们一起分享重生的喜悦；在他们即将离去时，让他们无痛地与世界告别……我相信，答案还有很多。

我愿用我的关爱和耐心去守护每一个生命，在细节中传递温暖，给生命输送微笑，用心见证每一个生命的起落。

我记得你来过

周　亮　邵镜霖

2021年8月是我的入职月，一切懵懂从感染科开始。我就像一个蹒跚学步的孩子，还不敢放开大人的手，就需要开启自己的征途，想到需要独立负责床位，我的头皮真是麻了又麻。

幸好有带教老师的帮助，我责任护士的工作慢慢开启。我忐忑地站在病房前，鼓起勇气向内推门而入，结果有病人在门后被吓得措手不及，差点"人为"造成跌倒的高危风险，幸好病人躲闪及时。压力给到我自己，我更加没底气了，只能尴尬道歉，介绍自己："不好意思，不好意思，我是大家今天的床位护士小周。"

肝病组的病人，住院次数多，他们敏锐地捕捉到我是新手的信息，质疑的氛围压迫得我喘不过气。小美护士长指导我，刚开始不要着急，一切以治疗安全为主。我默念着仔仔细细地给三位病人输液。到第三位病人的时候需要重新打个留置针，我的手颤抖，脚步凌乱，反复地核对，刺激着患者。他烦躁地说："刚工作的新手我不要，叫袁护士来！"我设想过这样的场景，没想到这一刻来得这么快，我默默走出病房，满脸涨红地跟袁老师说了情况，她先安慰了我一下，随即替我收尾。第三位病人夸奖袁老师技术高超，我在门口尴尬。

四天后，我又碰到那第三位病人，川字纹，肝病面容，瘦骨嶙峋的形象怎么都跟五十几的中年人搭不上边。进病房的那一刻，有种台风来临前的宁静，我好像是被台风卷上岸的鱼，喘不上气，只是测血压的操作，就已然触碰到他的雷点。"你来了几天了，量血压不让我躺着量？"我傻站在一边，等着他躺下，恍惚间，我好像看见他对我翻了个白眼。做好治疗，大致宣教好就赶紧撤退了。

袁老师看到我安慰说："下次他的操作你交给我吧，不用为这点事情而烦恼。"

信心大挫的我，每次打开那扇门看到第三张床位，我就害怕且畏惧。但是当我看到他坐在床边吃黄瓜，我内心又有些愧疚，因为他除了肝性脑病，还有糖尿病的，我向他宣教可以吃一些低糖的瓜果，黄瓜是很好的选择。他为黄瓜是蔬菜还是水果跟我争辩了很久，看着他认真吃着黄瓜的样子，我对他的畏惧仿佛少了一些。

终于，第三张床的他血氨指标下降到可以出院了，听到这个消息，我比他还激动，心情好不愉悦。但一周后他又来了，我的心情也异常沉重，陪护阿姨是他的妻子，他依旧很固执，不论是对我还是对他的妻子，但我也不像刚来的时候那么一说就畏惧了。

恰逢他隔壁床病人出院了，大家都很忙碌，我就一个人做着终末处理。他在边上突然硬邦邦地向他妻子扔了一句："你去帮帮她。"他妻子过来帮我一起铺床时，我甚至有些受宠若惊地颤抖，床铺整理好，我整个人感动得竟有些凌乱了，实在是没有出息。

他后续的治疗不太顺利，指标也不太好，见谁都拉长着脸，查房也经常怼医生，说得病以来的开销、身体承受的痛苦等。我每天跟查房，听着他絮絮叨叨地重复那些遭遇，我那颗被他锤炼成磐石的心，渐渐裂开了一条小缝，冒出了柔软的小苗。或许曾经他也是一个有礼貌、善良温和的人，年轻力壮，是家中的顶梁柱。可是疾病摧毁了他的生活，也摧毁了他的好性子，他随时怼人的话语，可能是他内心煎熬着、熬干后剩下的那点苦汁。

我在感染科的学习生活还在继续，跟这位第三位患者也见过很多次了，渐渐地，我的内心被他捶打得就像铜墙铁壁般刀枪不入，他仍旧会挑剔我的操作，挑剔我发的病员服，挑剔病室病友。

但随着时间的推移，他的身体每况愈下。他不再拒绝我为他打留置针，但我看着他硬化的血管、青一块紫一块的手臂，我犹豫着想要请求外援，他缓缓开口："小姑娘，你看看你的手呢，再看看我的，病得不行了，要烧掉了。"那一刻，我感受到，死亡就像甩不掉的雾霾笼罩着他，慢性病折磨的不只是病人的身体，对抗慢性病也是一场艰难持久的心理战。我想一针见血打好针，用最小的痛苦换来短暂的安宁；我想一针见血地开解他，让他像电视剧里演的那样，有信心就能战胜病魔。

但是生活不是电视剧，没有那么多奇迹。一个没有任何预兆的日子，他病情突然加重转ICU后去世了。他的固执，他的唠叨，他的挑剔，他的一切，都被按下了终止键。一切发生得太突然了，病室里还有家属没来得及拿走的生活用品，提醒我他曾经来过。今天过后，终末处理会抹平有关他的一切痕迹，但是我却无法忘记。

普鲁斯特效应是指闻到曾经的气味触发以前的回忆。当我闻到黄瓜的味道，我就想起他坐在第三张病床上认真地嚼着黄瓜。没有来得及听他倾诉，也没有来得及和他道别，只是他来过，我遇见过，或者说我来过，他遇见过。

生活中点点滴滴的相处细节，都会因为一些气味让我印象深刻。我现在作为手术室的定科护士，虽然今后没有机会在病房里近距离护理病人，但是我会时刻记住那段护理他的日子，明白没有人天生就是难以相处，苦难让人不幸，多一分理解，多理解一些经历过苦难而变成当下模样的他们，或许他们也是可亲可爱的人。

第五篇
礼赞不屈的力量

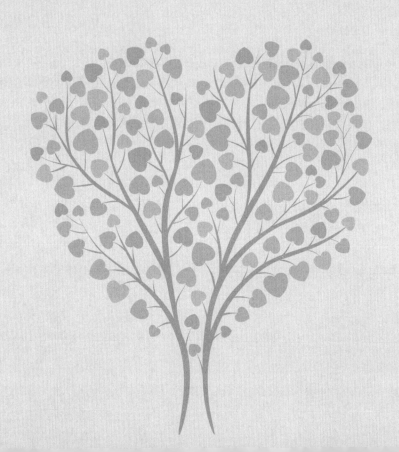

可爱的人

杨　卉　吴　燕

　　老胡到底是谁啊？有着什么样的故事？惹得科室的护士们如此心潮澎湃！

　　老胡是我们科一位六十来岁的患者。2013 年，老胡因胰腺囊肿在上海做了胆管-小肠吻合术，由于他是瘢痕体质，并且胆管要比常人细，以及术后解剖结构的不同，老胡反复手术、感染、高热，所以一直要住进我们科。老胡开玩笑地说："这些年，我来你们科室的次数比去我女儿家都多，干脆都认你们做干女儿吧！"

　　老胡的病程还真是曲折漫长，局外人看着都觉得有点累，那当事人老胡岂不是要筋疲力尽啊！老胡是一名退伍军人，他常说与疾病的这八年抗战，我们犹如他的战友一样，陪伴他，扶持他，帮助他，安慰他。所以只要发热，他就想住进我们科，看见我们科的医生护士，不仅仅是踏实，更有如亲人般的温暖。

　　老胡每次来住院，都会一丝不苟地打包好行李，身上背一个军绿色的大背包，手里再提着一个，就这么一个人步入了我们的病房。就算是发热难受，满脸潮红，他却依旧有着良好的精神面貌，后背也挺得直直的，从不佝偻下来。就算是发热已然到了 40℃，他竟然还可以生活自理，绝不轻易麻烦家人。家人要来陪他，他也直呼："这里医生护士这么多，对我特别照顾，根本不需要，你们谁该忙啥去忙啥，我自个儿完全没问题。"话虽如此，他却不轻易麻烦我们，偶尔还会来帮帮我们，逗乐我们，真是个可爱的老爷子。

　　老胡总是喜欢在病房里溜达，东看看西瞧瞧，有时看到地面上洒了一摊水，他会赶紧来告诉我们，让阿姨拖掉，别有人不小心滑倒了；有时看到一些病人或家属跟我们动怒，他也会正义凛然地站出来说几句，俨然把我们当成了他的子女一般护着。然而，每当需要给老胡打针时，可把我们愁坏了，要知道老胡的静脉条件很差，每次静脉穿刺我们都得"全科会诊"，如临大敌，但老胡总是安慰我们："这针打得进去确实是你们技术好，打不进去那是我的血管长得不争气，你们也别紧张，只管打。"每当他说完，我们的内心总能充满了信心和感激，在大家的不懈努力下，还好总算是每次能打上。

　　老胡也是个极其温暖的人，病房里总能看见他关心他人的身影。有时看到食堂阿姨前来发饭，他总会在拿好自己的之后，还帮着顺手带上病友们的那一份；有时看到有病人或者家属在问路，他总是冲在第一个，仔仔细细地告诉他们应该怎么走；他会在小伙子因腹痛躺在病床上痛得嗷嗷叫时，告诉他什么姿势可以更好地缓解疼痛；当隔壁床的老爷子因疾病需要手术开刀而坐立不安时，他会用自己的经历来帮助别人舒缓焦虑。老胡总是乐呵呵的，同病友、家属和睦相处，和我们护士们也愉快交流，他更是用他的言行让善意的种子在我们大家心里不断生根发芽，更新了我们大家对于苦难和疾病的认知。

　　于老胡，我们如天使般温暖；于我们，老胡已然成为一道光。我想起自己曾经住院，手臂上放了个留置针，洗漱、吃饭都觉得有些别扭，那老胡这胸管一放就是半年、一年，如何耐受得了？可他依然昂首阔步、笑看人生，他身上的这股韧性何尝不是在温暖着我们？

　　于老胡，我们有时去治愈，常常去帮助，总是去安慰。于我们，在病区里忙得脚踩风火轮时，人群里总能看见老胡治愈系的眉眼；偶尔遇到工作中的委屈，老胡那句"人活着就是最大的幸福"总能帮助我们满血复活；夜班的早晨，老胡贴心的豆浆、鸡蛋和小饼干总能给我们带来<u>丝丝</u>安慰!

于老胡,我们时不时会去刺激一下他的肉体,督促他进行肢体功能锻炼、呼吸功能锻炼;于我们,老胡时不时也会刺激一下我们的神经,在病房中高唱起赞歌一曲,惊得我们时而疲惫的身心一下子精神抖擞!

老胡,谢谢您。

今日除夕,恰好值班,我已经不记得上次和家人一起看春晚是什么时候的事了,本来忍不住有点淡淡的感伤。

但看到老胡发来的信息,我的眼眶发热、湿润了:

"全科室的白衣天使们,你们辛苦啦!在新年来临之际,老胡祝福各位在新的一年里事业有成、幸福美满!老胡感谢生命中结识了你们,感谢你们给予我亲人一般无微不至的关怀,看着你们的笑容,就像春日的暖阳洒满全身,不知不觉中减轻了病痛。"

一个念头在我心中默默燃起:一路走来,总有一些可爱的人如老胡一般给我阳光,给我力量,我必将一路向前!

遇见，书写斑驳流年

芮源泽　尤敏佳

人生的银幕上，随处缀满了遇见的篇章，或欢喜，或悲伤，每一段故事的扉页，都沉淀着各色的流光，也许轰轰烈烈，也许悄无声息。曾经在医院轮转的日子里，遇见了太多的生离死别，感受了太多的悲欢离合，每一段刻骨铭心的故事背后，都隐匿着一双别样的目光，有些目光，飘忽不定，渺如云烟；有些目光，坚定不移，百折不挠；有些目光，过目不忘，魂牵梦绕……

刚到血液肿瘤科轮转的时候，心情格外地沉重。不同的年龄，不同的生活经历，都要经历同样的痛苦——长期的放化疗。从最常见的头发脱落、皮肤发黑，到后期严重的骨髓抑制，以及引起的各种感染，都要癌症患者鼓足勇气去面对和克服，同时为了维持生命，还要花大把的时间和费用去修理这些破损的"零件"，再接着放化疗。刚开始面对他们的时候，我无法开口说出一句鼓励的话，再振奋人心的辞藻在他们的痛苦面前都瞬间显得苍白无力。可当我慢慢与他们接触，了解他们的心态，我渐渐地开始崇拜他们，敬畏他们，也渐渐找到与他们交流的方式。

"嗨，芮芮，我又来了，几天没见又变漂亮了啊。"愉悦的语调，轻快的身影，是陶阿姨的声音。她每一次的到来，都能给我们紧张而沉闷的工作带来一缕清甜。翻看她的病历，各种折磨身心的手术史、漫长痛苦的放化疗史，原以为足以磨损一个人的耐心与希望，可她总能乐观面对每次挑战。

记得有一次她的隔壁床来了一个年轻的化疗患者，由于是卵巢癌中晚期，要先进行几个疗程的化疗才能手术。由于不能接受自己生病的事实，再加上化疗的严重影响，她整天郁郁寡欢，每次去给她做治疗她都流露出抗拒的神情，然后言语间各种挑剔，要么说打针疼，要么说药太苦不想吃。

正当我一筹莫展时，陶阿姨看出了我内心的慌乱，连忙安慰我说："芮芮，不要急，慢慢来，你忘了你曾经和我说过像我们这种病人都要经历一个个时期吗？什么否认期、愤怒期、忧郁期，等等，你给她一点时间，我相信她一定可以的。"

隔壁床的年轻患者听完陶阿姨的话，终于开口主动询问："那我处于什么期？这个期要经历多久？"

"你可能在忧郁期，觉得打针吃药没什么用，所以内心一直排斥着所有治疗。"还没等我开口，陶阿姨抢先说道。

"不过我想这里的人都是这么过来的，只是有的人忧郁期长点，有的人短点，你看我前前后后经历了那么多次放疗，又经历了那么多次化疗，现在还能好好地和你说话，就是我尽早配合了治疗，把癌细胞尽早地杀死了。现在我不想多的，多活一天我就多赚了一天，我就要好好对待这来之不易的一天。"陶阿姨的每句话都是我想说的，但是陶阿姨说出来比我更有说服力。

正是陶阿姨的乐观，我沉重的心情开始明朗起来；正是陶阿姨的乐观，与她同病室的病友们畅谈，帮着她们开始慢慢放下对命运不公的愤怒，燃起摆脱病魔的希望之火，积极面对治疗。

来到呼吸科轮转的时候，遇见的又是一场满满的感动。小双弟，一位重症肌无力患者，一个和我年龄相仿的男孩子，那么美好的年纪，那么俊俏的脸庞，本该遇见一位美丽的姑娘，结婚、生子，享受人生最美好的时光，而此刻却躺在病床上无法动弹，靠着呼吸机维持生命，让人看着无比感伤，哀叹命运的不公。

那天我给小双弟做着治疗，一个无比端庄的女子来到小双弟身边，没错，她是小双弟的妈妈。她温柔地抚摸着小双弟的头，然后温柔地说道："弟弟快看，今天是个漂亮姐姐给你换药，开心吗？"后来在和她妈妈的攀谈中了解到，小双弟是龙凤胎，还有一个漂亮健康的姐姐，而他也本该拥有一个美好的人生。可天有不测风云，七八岁时他因为一次意外导致肌无力，原本富裕幸福的家庭因此蒙上了一层厚厚的冰霜，他的爸爸妈妈曾带着他四处求医，跑遍了全国大大小小的医院，寻遍了国内外著名的专家。然而命运的天平并没有因为他爸妈的努力付出而向他倾斜。随着时间的推移，他的肌无力越发严重，直到无法呼吸。为了维持生命，只好气管切开，常年住在医院里，依靠呼吸机维持着。

虽然父母的钱未能为他换回健康，但是父母的爱为他撑起了一片晴朗的天空。科室的老师告诉我，十几年卧床期间，他母亲承包了他的一切，并没有因为请了护工阿姨抑或忙着其他事而忽略了对他的关爱。之后的每天，都能在病房里看到他妈妈或姐姐来到床边陪着他说话，给他讲有趣的故事，和我们一起帮着他翻身、拍背、擦身……正是有了家人无私的爱和坚持，小双弟才能顽强而乐观地活着。

记得有一次气管切开换药，小双弟笑眯眯地冲我忽闪忽闪地眨着他乌黑的大眼睛，仿佛在说"谢谢你"。每次给他吸痰时，他总皱着眉，嘴巴里发出啊啊的声音，仿佛在说"姐姐轻一点"。我也会拉着他的手告诉他："小双弟最听话，一会儿妈妈就来看你了啊！你乖乖吸痰，我就在你妈妈面前表扬你。"然后他就闭上眼睛，静静地等我吸完痰。

后来，当我快要离开呼吸科的时候，才听科里的老师说，原来他的父母是浙江人，来太仓做生意好多年了，公司开得很大，可即使生意再忙，事情再多，他父母都对小双弟不离不弃，为了给小双弟更多的爱，他妈妈甚至辞去了董事长的职务，全心全意照顾着他，十几年如一日。小双弟，虽然此刻我已离开了呼吸科，但我却依然时时牵挂着你的一切，是你的故事告诉了我，只有坚持、乐观、勇敢，才能让病魔不再可怕，让生命不再神秘，让一切皆有可能。

流年，是一首无字的歌，那些与病人邂逅的日子，让花开有了温婉的美丽，让雨落有了清新的含义。遇见，让我明白了生命的意义，勇敢、乐观、淡定、从容，是岁月书签上最美的绽放。一个个遇见，书写着一段段斑驳流年，我想，这正是对生命最美的歌唱。

信 念

卓雅云　周海燕

那是平凡的一天，大雨倾盆，将大地彻底冲刷了一遍，空气里散发出雨后的清新，小草顽强地探出泥土，迎接新生活的到来。

今天我中班，老公带着孩子回老家去了，家里就我一个人，特别清静。踏踏实实睡了一个白天，夜班的疲惫消散一空，我精神饱满地来到了科室。

"918床，新生儿肺炎，气促半小时入院，G2P2，前置胎盘，剖宫产出生，母亲高位截瘫，产后大出血，目前还在ICU抢救。"听着同事和我交班的内容，我挺震惊的。高位截瘫，已经有一个孩子了，干嘛想不开还要生二胎？她是得有多想不开啊！都什么年代了，还有人不要命也要生孩子的，我真无法理解她的想法。看着孩子，我摇了摇头，不知道该同情，还是该可怜她们母女。真是……一言难尽！

"她的入院宣教还没讲，她妈妈要抢救，爸爸先去那边了，待会儿那边忙完了会过来，你帮忙讲一下啊。"同事继续嘱托着。"好的，待会儿我来讲。"我忙点头答应。我们科里就是这样，氛围特别好，同事之间总是互相帮助。

大约两个多小时后，918床的爸爸来了。只见他满头大汗，还在不断努力平息不太平稳的呼吸，看得出来是从ICU跑步过来的。看到我，他就急忙开口打听孩子的情况："你好，我女儿怎么样了？""宝宝现在还在吸氧，呼吸稍微有点快，脉氧比之前稳定一些了，还需要继续治疗和观察。""麻烦你们多照顾，这孩子是我老婆拼了命生下来的，一定要让他好好的。"他抹了把汗，朝我做了个拱手的姿势。"放心吧，我们一定会尽全力照顾她的。""谢谢，谢谢啊。"

之后，我给他做了入院宣教。虽然他看似很关心老婆孩子，但一个可以让高位截瘫的老婆生二胎的男人，我内心是很不喜的。这个男人对老婆的尊重到底有多少？显而易见，不然也不会将他老婆逼到不要命也要生二胎的份上吧。我在心里默默给他颁了个金马奖，做完入院宣教就打发他离开了。

在我们的精心照顾下，918床孩子恢复得很好，过了一天就顺利脱氧，并下了远红外。这天，刚好是周二探视日。她爸爸带着外婆和大儿子一起过来探视。看到孩子安稳地睡在小床上，他们很开心。外婆拉着我的手不停感谢，也是那时候，我知道了他们一家的故事。"我女儿和女婿是高中同学，那时候，他们早恋，我是反对的……"

望子成龙，望女成凤，是每个家长的心愿。阻止女儿早恋的老母亲，万万没想到被她寄予厚望的女儿，18岁会被一场车祸毁于一旦，胸下全部瘫痪！自此，登山、滑雪，乃至正常的步行，都一一退出她的生活圈，平凡的生活只在梦里出现。

在即将拥抱社会、大展身手的青春年华，突然遭此厄运，承受了这般沉重的打击，我难以想象这么一个花季少女是如何从天降苦难中熬过来的。她是否在深夜默默哭泣？是否埋怨上天的不公？是否局促于行动的受限？是否偷偷羡慕着过着普通而又幸福生活的我们？但是她说，她没有，又或许是，她释然了，她已经变得坚强而乐观了。

"本该绝望的日子，是我女婿给我们带来了希望。"老母亲红着眼眶继续讲述他们家的故事，"那时，他不顾一切要娶我女儿，也是那时我才知道，这个世界真的有爱情存在。他说服了家人，也说服了我们，于是，成了现在这个家。哦，那是老大，已经 10 岁了，很懂事。虽然我女儿行动不便，但他们还是很幸福的。"老母亲笑得很欣慰，看来是真的很幸福。

"那，为什么还要拼命生二胎？他不知道这对你女儿来说很危险吗？"我忍不住问出心中的疑惑，忽然意识到这话不对，又赶紧解释，"我不是要挑拨离间，我只是……"我有点尴尬地说着。"我懂，谢谢你为我女儿抱不平。但其实，这件事是我女儿坚持的，我女婿一开始是反对的。"

虽然在 18 岁的花样年华就遭受了那样惨痛的经历，但 13 年里，她一直努力让自己活得好一些，更好一些。老大如今已经 10 岁了，是个聪明机灵的孩子，很是懂得妈妈的不容易。每天晚上，总是和妈妈一起读故事，偶尔也会调皮捉弄妈妈一下，让她开心起来。"我一直努力过好每一天，但我不知道哪一天就离开了，他那么好，我不想让他以后独自难过，我要给他留个妹妹，让他们互相扶持。""这就是我女儿坚持生二胎的原因。"老母亲说着又红了眼眶。

听了这一席话，我除了感动，更多的是佩服。这是一个怎样的女子啊！她那么坚强，就算厄运降临，她仍然微笑面对，努力过好每一天。为了不让儿子以后沉浸在失去母亲的痛苦中难以自拔，她拼命生下了女儿。这就是为母则刚吧，无论经历怎样的艰难和痛苦，为了孩子，一切都是值得的。我也佩服孩子的爸爸，没想到他可以为了爱情做到这一步，明知她只能躺着过完后半生，依然义无反顾娶了她。明知道她生二胎冒了很大的危险，他很可能会失去她，为了让她安心，他依然坚定地支持她。

老天爷为你关了一扇门，就会为你打开一扇窗。孩子的妈妈为了生下她，在鬼门关里走了一遭，但万幸，她们母女恢复得都很顺利，很快两人都出院了。孩子出院的那天，爸爸推着轮椅将妈妈一起带来了。在看到孩子健康平稳后，她的脸上绽放出灿烂的笑容。这个小生命是她坚持下来的奖赏，也是她努力生活的巨大动力。她静静地凝视着孩子，内心的深深爱意渐渐涌上双眸。

目送她们离开，我忽然想起余秋雨的一句话："我觉得生命对我只有一次，我若能有机会遍体鳞伤地笑傲万夫，将不虚此行。"这应该就是这位高位截瘫的妈妈的信念吧！生活完全不能自理，却如青竹一般坚韧不拔、清冷倔强，而我们这些生活自如的人有什么理由不努力，不珍惜每一天呢？

宇宙山花烂漫，生活温暖点滴，都值得你我珍惜。环顾四周，新生儿病房简洁而干净，阳光透过窗户洒满床铺，给人一种温暖和希望的感觉。医生匆匆忙忙地走过走廊，护士忙碌地照料病人，医疗设备发出微弱又令人安心的嗡嗡声。这里充满着医护人员的汗水和付出，每一个人都有自己坚持的信念，都在默默为患者们奉献着自己的一份力量。遇到困难时，只要坚定信念，不断去寻找出路，终会看到柳暗花明！

木槿花开

浦何玉　曾　诚

　　又是一年木槿花开的季节，我望着小花园里肆意生长、枝叶繁茂的那棵木槿花树，点缀在树叶间的一朵朵张扬怒放的红紫色花朵，心情不由也变得明朗起来。它朝开暮落，但每一次凋谢都是为了下一次更绚烂地开放，就如它的花语一般——坚韧，温柔地坚持。

　　肿瘤晚期的病人大多都是抑郁消沉的，由于长时间遭受病痛的折磨、看不到希望，他们的人生就仿若一列行驶在冰雪间没有刹车的火车，正高速不停地驶向终点。很多病人在知晓自己是晚期肿瘤后，就垮了，精气神全没了。可在那么多的病人中，总也有这么几个努力坚持着的。潘阿姨便是其中一个，我第一次遇见她，还是在我定科不久的时候，一个木槿花开的季节。

　　彼时，对阿姨的印象不过就是一个六七十岁的老阿姨，不高，微胖，面容颇为和善。在完成一套术前检查后，就做了一个肺癌根治术，手术还算顺利，只是腋下从此便多了一道五六厘米长的瘢痕。而后正常拔管，常规出院。由于这次住院基本不曾归属于我的床位，对阿姨的了解仅限于偶尔的中夜班，印象寥寥，蛮好沟通，比较听从医嘱。

　　潘阿姨术后的化疗是必不可少的关键部分。而我与潘阿姨变得熟悉，也是在这不短的化疗期。

　　初次化疗，阿姨颇为紧张，向我絮絮叨叨地询问颇多问题。类似的问多了，我难免也会有些不耐烦，特别是关于化疗这件事，阿姨到底知不知道自己得的是肺癌呀！好在阿姨大概也看出了我的迟疑，没多久便与我敞开天窗说亮话了。"你是怕我不知道自己得了癌症是吗？好几次我问你时都支支吾吾地。你放心说好了，阿姨知道的。"一切都说开后，我也便爽快地回答了。也是从那时起，我与阿姨间的交流内容越发丰富了起来，有时也会闲聊一些别的东西。

　　潘阿姨的身体底子还不错，化疗期间没什么太大的不适。每次住院都是独来独往。在平日的闲聊间，潘阿姨与我絮叨，她是农村户口，每月仅有不足一千元的失地补助，而她的老伴早在数年前便已过世，家里还有个十岁的外孙女归单亲的女儿抚养。说到这里时，每每忍不住感慨，好在失地后听村里的话买了医保，村委会每年也会给一些补助；又不住感叹，女儿为自己看病花费不小，前几年遇到公司倒闭，好不容易才找了个新工作，结果为了自己还要时不时地请假。每每这时，我便顺着她的话努力宽慰："您女儿很孝顺呢，孙女周末休息也一直来陪您，别看她年纪虽小，却很懂事，刚才我还看到她帮您打开水呢。""是呀。"她似乎也宽慰自己，"我今天精神不错，女儿可以安心上班，晚上再加个班，能赚一点是一点，小孙女今天就跟着我啦。"

　　住院期间阿姨吃得很简单，中午在食堂打两个菜，大多时候是素的，每每都剩一点留到晚饭时再吃。我告诉她要补充营养时，她总说是自己的胃口不佳。我知道她是觉得荤菜贵，想省钱，便忍不住告诉她，您一顿多吃个鸡蛋、牛奶，抵抗力就会更好一点，化疗反应小一些，也能早点出院。阿姨或许是被我磨多了，后来的几次住院，都会带上五六个水煮蛋，见到我了，还时不时地问上一句："这是自家养的鸭蛋，要不要来一个？"即便生活给了潘阿姨诸多苦难，在她身上却鲜少看到悲观消极的情绪，就像木槿花那样，即便历尽磨难，依旧矢志弥坚。

度过了化疗期后，潘阿姨在很长的一段时间里就只需定期复查了。可晚期肺癌复发恶变的过程是极迅速且没有太多预兆的。在确诊肿瘤的第三年，潘阿姨被急诊送了进来。肿瘤扩散了，出现了肝上的转移，阿姨的声音也明显变得喑哑微弱。医生建议放疗，潘阿姨考虑着费用问题，难以决断。她悄悄问我："是放疗贵还是化疗贵？"我摇头表示不确定。"这两年，手术、化疗、靶向药物，我的积蓄基本上全用完了，我真的不想看了，可我女儿不同意。"我也不知该说些什么，只是静静地聆听着。"我女儿听说有新药可以治疗我的毛病时，总忍不住想让我去试试，上海医院开的中药我已经吃了一年了。你说，我吃了那么多的药，有用吗？现在不还是……""您更多的是不放心您的女儿吧？"我忍不住问道。潘阿姨沉默许久后，长长地叹了口气，对我说："我决定还是再试一次吧。"

如同时光不会倒流，扩散也终究是不可逆的。在又一年木槿花开的季节，潘阿姨在完成了二十余次的放疗后，肿瘤未见缩小，她决定再次进行化疗。可这一次的化疗远没有第一次那么顺利。第一个疗程便伴随了严重的恶心呕吐与血象三系下降。疼痛与气喘造成的失眠，很快地损耗了阿姨所剩无几的元气。潘阿姨肉眼可见地变得衰弱，消耗性疾病损毁了阿姨大量的元气与能量。许是家人的沟通比较到位，潘阿姨的信念还算坚定。好不容易熬过了第一个疗程，很快又开始了下一个轮回。

这一次潘阿姨没法一个人住院了，她甚至无法自行下床，极差的肺功能根本无法支持她做较大幅度的活动。好在是暑假期间，小孙女得以前来作陪。许是有了家人的陪伴，阿姨的心情明显又好上了几分，即便只能端坐位休息，在胸闷尚可耐受时，还愿与我沟通。"女儿希望我治，我就再努力努力。"也不知这话是为了跟我交流，还是仅仅只是她的自我鼓励。

"小妹妹，你多陪陪你阿婆说说话。"我悄悄拉住潘阿姨的孙女对她轻声说，"看见她不舒服，喘、痛，一定要告诉我哦。"我知道肿瘤晚期是多么痛苦，是肉体与精神的双重折磨，不仅对病人是这样，对家属也是如此。

"想吃就吃，尽量满足她的要求吧。"在一次遇上她女儿时，我说，"便盆用着方便吗？她也可以用尿垫，阿姨太瘦了，当心不要磨破皮肤了。"

"你也要试着接受，潘阿姨已经为你坚持到现在了。"

为了缓解胸闷与疼痛，平喘的激素一日两三次，吗啡三四针，骨瘦如柴的双上臂上布满了青紫与硬结，那是药水注射后留下的痕迹。在木槿花期的尾声，潘阿姨始终努力地呼吸，在医生查房时发出一声微弱的招呼，在我们为她治疗后扬起一抹浅浅的微笑。

又是一年木槿花开的季节，像木槿花一般的潘阿姨再也不会来了，但那红紫色的花朵依旧如期地盛放，正如她从前的那般明朗和绚烂。

何以化冰，唯有温度

朱天婵　曾　诚

　　已过了下班时间，我在脑海里回溯了一天的工作情况，看有没有漏做的事情，这已是工作后养成的一种习惯，简直是一种强迫症了。突然，走廊里传来一个声音："服务员，服务员……"我转过身去，一个高大的身影站在我面前："喂，服务员，去看一下，我家老太太喘不过气来……"听到后半句，我才明白，他是在叫我。来不及多想，我立即奔赴病房，展开了一轮紧张的抢救和病情监护。

　　当抢救结束我再次走进更衣室，脱下身上的护士服，看着白底布面上一朵朵绽放的红色小花，突然有一种疲惫无助甚至委屈想哭的感觉涌上心头。

　　回想读书时，南丁格尔前辈放弃了优裕的生活，去从事辛苦且当时社会地位不高的护理工作，她的精神深深地感染到了读书时的我，我也曾对未来的工作怀以美好的憧憬和无限的热爱。然而，几年工作下来，当初的初心，也被种种的不理解所环绕。病人、家属谩骂甚至殴打医护工作者的事件不仅是耳闻了，有时就发生在自己的身边，这些事件，时不时给我一颗热忱的心浇上了一盆冷水。

　　换好衣服，我拖着酸胀的双腿，走向电梯，看到穿着病号服的另一个床位——5床的阿婆也在等电梯，她看到我，笑着朝我走过来，然后直接把两个鸡蛋塞进我手里，说道："妹妹，吃个鸡蛋。"阿婆突然的举动，让我有点不知所措。

　　"阿婆，我不吃……"我把鸡蛋递还给她。

　　阿婆着急了，把鸡蛋又塞进我手里，并把两只手压在鸡蛋上："自己家里鸡生的，又不是值钱的好东西，这么晚了，饿了吧，吃个鸡蛋先垫垫，一天下来，你们也蛮辛苦的，吃，吃……"

　　阿婆的这几句话语，为什么这样的熟悉？还在读书时，每次放学回家时，外婆也总是对我说："饿了吧，先吃点垫垫肚子。"

　　阿婆的手还压在我手上，久久地不肯松开，她的手很粗糙，这是一双勤劳黝黑、做惯了粗活的手，却也是一双无比温暖、质朴、可爱的手。这一双手，让我想起了我的奶奶，我的外婆，以及许许多多我身边年岁大的长辈们。

　　电梯来了，阿婆说："快进去……"

　　当我走进电梯里，看到阿婆仍站在外面，朝我挥着手，说道："我明天就出院啦。"我突然明白，阿婆不是来乘电梯的，而是在这里等我，专门来给我送这两个鸡蛋的。

　　下了电梯，走出门口，凛冽的冷风向我扑面而来，我打了一个寒战，不由得加快了脚步。当我把手伸进口袋摸车钥匙时，又碰到了那两个鸡蛋，暖暖的，这两个鸡蛋被5床的阿婆不知握了多少时间，现在还有她的余温。

　　仔细想想，5床的阿婆只是我床位上的一位普通病人，在我工作的四个年头中，这样的病人我已遇到无数个，我并没有对她给予特别的关心或者帮助。只记得她第一天住院，很是紧张，过了两天，她跟我有点熟了以后就问我："妹妹，我还能活5个月吗？"我当时一惊，她只是一般的房颤，没什么特殊的话，住上几天，最多半个月，就会好转出院，为什么要问能不能活过5个月的事呢？

我想是她多虑了，就宽慰她："阿婆，你好好养病，不要太紧张。心情好，好得也快的。"

阿婆朝我看看说："不是我怕死，过5个月，我家孙媳妇要生了，我当了阿太再死，一辈子也值了。"

我笑了，说道："阿婆，你一定会抱得到你的曾孙的！"

阿婆笑了，这是她住院后，我第一次见到她的笑容，她说道："抱得到就好，我也没遗憾了。"

没想到，我只是几句普通的宽慰话，却让5床的阿婆至今还记得，对于此，我报以深深的歉疚，我没做什么，甚至小小的善举都算不上的几句话，对她来讲，却如此重要。

人吃五谷，孰能无病？都是凡人，谁能不怕病不怕死？在人生病时，最重要的不仅是得到好的治疗，而且更要得到好的关怀和安慰，或许后者更能让病人得到心灵上的疗愈。

临毕业时，老师让我们写一篇关于毕业后工作感想的文章，还记得我当初写过一行字：何以化冰，唯有温度。

工作才四年，似乎对初衷的理解有过一丝模糊。可当我拿到5床阿婆给的这两个鸡蛋时，我猛地惊醒，我似乎看到了我的奶奶、外婆甚至许许多多亲人朋友们对医护工作者的需求和期望，铭刻在胸中的初心和感动再一次温暖了我，让我周身焕发力量。

先行者南丁格尔女士已为我们的前行之路点燃了一盏永不熄灭的明灯，即使前路还会有风雨或迷雾，只要心中的光亮不减，我们终生奔走的方向就依旧坚定。

何以化冰，唯有温度。那么就让我成为一个有温度的护士，以我的言行去温暖我身边的每一个人。

抬起头来，看到车窗外已是夜色浓浓，华灯初上，又是一个安宁的夜晚。

没有花香依旧能呼吸芬芳

曾 诚

来过神经内科 24 区工作的人没有不知道"陈老师"的。在大家印象中，陈老师是一个依靠呼吸机辅助呼吸一年多的重症肌无力患者，现在 73 岁，也是医院曾经的外科护士长。

当我轮转到 24 区，恰好担任陈老师的床位护士，无形中我感觉压力甚大。作为新人，我的操作技术底子薄，病情观察经验浅，生怕当过护士长的她会对自己的工作苛求挑剔。尤其是听带教老师们说她有一个笔记本，用来与人交流的同时，也会记下给她护理的过程中我们做得好与不好的地方，对于这份工作我不免更加惶恐。

初接触陈老师，让我诧异了，她与我心中原来定位的各种危重病人的形象不同，因为除了咽喉部有气管切开套管连接的呼吸机管路限制活动幅度外，其他生命体征、意识、神志与常人无异，用笔记本和笔代替语言交流，充分利用表情和肢体语言与人沟通，四肢活动尚可。只要有人确保给她固定好呼吸机管路，她就可以自己翻身，饿了自己打开营养袋的开关，让里面的流质从胃管进入胃，有痰就按呼叫器找护士帮她吸痰。这样主动参与自身照护的危重患者让我不得不认真驻足观望，敬畏着，了解着。

记得刚去的第一天，我自我介绍后，她示意我靠她近一点，然后轻轻拿正我的胸牌，双眉紧蹙，费力而仔细地寻找我名字的信息，然后她握起笔开始在本子上奋笔疾书。我心里咯噔了一下，心想刚来不会就被她定下几条护理不周、违反常规的"罪名"吧。

她把笔记本递给我看的时候，我看到上面写着我名字，后面跟着"你今天新来的对吗？你好"，然后赠予我一个无比善意而和煦的笑容。她微笑着，眼角弯成豌豆角形，额头上初起的所有皱纹拉平了，如同经历沧海桑田后波澜不惊的一泓湖水；双眸炯炯有神，目光坚定而欣喜地拂过一成不变的周遭，好似在——欣赏云涌日出，瀑流鱼跃，耕者荷锄；嘴角上扬，鼻翼轻张，仿佛在无窗密闭、无花无草的房间依旧能轻易歆享着芬芳……

这样一脸怡然宁静，不躁不恼，看透万象的微笑，似在讽刺我原先的那份戒备森严的担忧和惶恐。被她温暖的笑容和目光笼罩着，我放下一身戒备的枷锁，对她也微笑着，无意识中突然冒出一句话："陈老师，您早上好！"只见她伸出双手，紧紧握住我的手，更为欢颜地对我笑着。至于她为什么出现这样的表情，我在想难道是她预料的时间和我刚好提供的时间信息匹配，她赢了猜对有奖的游戏所以更开心了？这个答案大概只有她自己知道了。

不管怎样，从那以后，每次去她房间，我都会有意无意地给她提供时间的信息，如"早上好，陈老师，我来上班了""中午了，陈老师，吸好痰，你就可以睡得更安心""陈老师，晚上的药吃了没？该睡了"。她多半都会一如既往地投我以类似的和煦的微笑，有高兴的事时仍会握着我的手轻轻摇晃，例如当她知道医生说她肺部感染控制，可以停用抗生素补液治疗时。

不过，为她护理的工作我不得不谨小慎微，毕竟在前辈面前的任何动作，都是她所一清二楚甚至擅长的。吸痰要求严格无菌，鼻饲摇高床头防反流误吸，口腔护理洁净唇齿轻柔仔细，每次护理操作都像在接受考核一般，不容怠慢。

一个月，两个月，三个月过去了，我和陈老师的合作越来越默契。从初期我为她吸痰时异常紧张，战战兢兢，变成能顺利解读她被吸痰时的各种表情、动作。如果她气道深部还有痰，她会紧蹙眉头，眼神不停晃动在你的眼睛和吸痰管之间，用食指反复上下指点着气管套管处，是让你再往里吸吸痰；如果是套管壁上或气道浅部还要吸痰，她会用手作搅拌的动作，是让你紧贴气管套管壁稍慢地旋转吸痰管而能彻底吸尽痰液。我从初期为她消毒气管切开处时的蹑手蹑脚，生怕触痛她新生的肉芽组织，变成了我拿着换药包去她床前时她就放心地自己卷好衣领，等着我去消毒，她知道我已经能够熟练地掌握消毒方法，不会让消毒液刺激到她的黏膜和肉芽组织而对她造成痛苦了。

我渐渐发现陈老师不像一个病弱者，反而是一个精神上的强者。在只有呼吸机气流出入她的肺腑的日子里，依旧如能呼吸到春风中芬芳一般，舒畅祥和地享受每一阵气流涌动。在看不到日出星移、雾霭霞霓的世界里，依旧如能把握时间脉搏的跳动一般，晨起与人问候早安，傍晚催人下班回家。每一次为她护理的过程，只要她身体条件允许，她都会抓着笔划写起来，反馈给你或是操作改进的提醒，或是技术进步的夸奖，或是诚挚的感谢。她的笔记本记录的是交流，更是关爱。

我的护理对象，陈老师，首先是我的老师，她教会了我，没有花香依旧能呼吸芬芳。

谢谢你温暖我

王　婷　王雅璇

"你见过凌晨四点的洛杉矶吗？"

"凌晨四点的洛杉矶，还是满天星光，行人寥落，寂静无声。"

熟悉这段对话的人，一定知道科比·布莱恩特，那个被称为"黑曼巴"的励志球星，他从不退缩，从不放弃，从不逃遁，在困难中创造奇迹。被这种精神所鼓舞，在我工作的这十年间，每当我感到疲惫时，总会想起这句话。

"你见过凌晨四点的太仓吗？"

"我见过。"

窗外是晨光熹微，东方欲晓，整个城市还未苏醒，星星点点的路灯下，有三两穿着黄色保洁服的工人正在为这座城市的环境整洁开始了一天的工作。

窗内响起了一阵急促的电话铃声"叮铃铃、叮铃铃"。

"喂你好，这里是 30 区。"

"你好，我这里是急诊，有个酮症酸中毒的年轻小伙子，人是清醒的，血气里面 pH 是 7.1，碳酸氢根离子 8.0 mmol/L，血糖 32.0 mmol/L，没有既往史，你们有床位吗？"

"有的。"

"好，那我叫病人办入院。"

"好的。"挂了电话，准备好心电监护、静脉微量泵、入院评估盘，等待病人。

不一会儿，师傅推着平车上来了，我看到平车上躺着一个小伙子，没有家属陪伴。

"你好，你叫什么名字？"

"小张。"

"小张，你的家属呢？"

"没有家属，我一个人过来的。"我边问，边指引师傅将病人送至抢救间床位上，与急诊护士交接完毕后，汇报医生。

在评估过程中，我得知患者是一名货车司机，糖尿病 5 年，在这一次拉货时，只带了一支胰岛素，但是三天前已经用完了，他想等这批货送完以后，再去医院配药，开到太仓时人实在吃不消，从高速路下来直接来医院急诊就诊了。

"小张，由于你自行停用了胰岛素，导致出现了糖尿病的急性并发症，现在要用胰岛素静脉泵给你降血糖，纠正酸中毒，你自己要多喝水，饮水量一天要达到 2000 ～ 3000 ml，还要记录 24 小时的尿量，所以你每次小便多少都要记录。"

"护士，你们这里有没有水？我什么都没有带。"

"配餐室里可以接水，冷热水都有。"

"你们这里有一次性水杯卖吗？"

"楼下超市有，但是你没有家属陪，这样吧，我们科室有备着的一次性水杯，我先拿给你用。我给你倒好两三杯水，你先喝掉，喝完了你再按铃，我再给你倒。尿壶也没有，我先给你找个计尿量的小便桶，小便满了以后按铃我给你倒掉吧。"

"好的，谢谢护士。"

"不客气，应该的。"

伴随着天边那轮明月渐渐消失，窗外的鸟雀声、汽车声渐渐响起，病区里的人们渐渐活跃起来，有的开始散步，有的开始打水，有的聊起了天。小伙子大概是舟车劳顿，抑或身体到了极限，这些声音都没能将他吵醒。他睡得很香，中间我去看了他几次，看看他的补液有没有挂完，水有没有喝，小便有没有解。由于他身边没有人陪着，生怕出现什么意外，我也只能不好意思地将他唤醒几次，一是要核对信息给他换补液讲作用，更重要的是观察他的意识神志，看看有无不好的神经系统症状出现，还要不断提醒他、督促他多喝水。他很配合治疗，也很有礼貌地表示感谢。

"护士，辛苦你了，这一夜你也没怎么休息。"

"没事，这是我的工作，是我应该做的。"

下了班，回到家我倒头就睡。第二天早上，小伙子酸中毒纠正了，胰岛素静脉泵撤下来了，下午补液早早地也结束了，小伙子可以"自由活动"了。

晚上依然我上夜班，接完班后已经是深夜十二点，常规巡视病房，当我巡视到这个小伙子的病房时，病房里其他的病人和家属都睡了，床帘一侧只有他的床头灯还没有关，他还没睡，坐在床边一直朝门外张望。见我走进他的病房，他起身从柜子里迅速拿出了一袋的一次性杯子和一个苹果，像是早已准备好的。他轻轻把东西递到我手里，说："护士，这是还给你的杯子，还有，昨天晚上谢谢你。"

我一时没有反应过来，呆呆地接过杯子和苹果，笑着说了声："你还没睡啊？谢谢了。"只见他满意地爬上床，盖上被子准备睡了。

巡完一圈病房返回的路上，我经过他的房间，看到他的床头灯还亮着，便想看看他是不是失眠了或是有什么事情难以入睡。没想到，就在我前脚离开到我后脚进来的五分来钟，他早已进入酣梦，伴随从鼻翼传出的轻轻鼾声，他的胸廓规律起伏，我默默地给他关上了灯。

"哎，他这么晚没睡，不会就是在一直等我上班，要跟我当面跟我道谢以后才睡吧？"一想到这里，我心里竟然泛起阵阵莫名的感动。

想想这些都是我们平时做得再普通不过的事了，却被病人放了心上。仔细回想，其实很多时候病人们也带给我们很多感动和关怀……

"小王，今天你中班啊，晚饭吃过了吗？""小王，今天你夜班啊，辛苦啦！""小王啊，下班回家路上慢点啊！"

在寒冬腊月，即使是零下的气温，我依然觉得无限温暖。因为你们的一声声问候、一句句"谢谢"，让我感到我的每一份关爱，每一份付出，每一份陪伴，都得到了莫大的肯定。谢谢你们，温暖我。

感谢你，让我遇见你

张琴一　邵镜霖

我是一名工作 30 年的肿瘤专科护士，悠悠三十载，弹指一挥间，这 30 年的风雨历程虽然没有惊天动地的事迹，却也有说不完道不尽的故事。多年来有感于每天所见，我力争用我的专业知识和技能，尽我所能地减轻患者身体的病痛，带给他们更多的温暖。我坚信，阳光终能揭去所有生命的阴霾，我愿意守候阳光，守护希望。

你是个 16 岁花季的少女，长得白白净净，懂事而有礼貌，笑容温暖而又灿烂。我们从一开始的稍感陌生，随着每星期"如约"相见，变成了无话不谈的忘年之交。

有时我会问："今天咋来得晚啊？是赖床了？"

你会说："是我爸爸妈妈早晨爬不起。"

有时你也会撒娇似的说："阿姨，我最近好想吃肉，馋死了。"

我会说："小馋猫再坚持坚持，等我们好了把肉吃个够。"

今天你来说："阿姨我们要有一段时间不见，我会想你的。"

我问："为啥？"

你说："我要去做骨髓移植了。"

我说："是好事，妹妹要坚强，阿姨会为你加油鼓劲，也会想你的。"

你坚定地点了点头。孩子，虽然上帝是那么地不公，在这样的年龄给了你这么多不该承受的磨难，但是你并没有被这不公压垮，还是那么地乐观积极向上。阿姨像是在鼓励你，开导你，倒不如说更多的时候阿姨都不得不佩服你，在向你学习！孩子加油，你一定能行的！

您是一个性格内向的 60 多岁的老人，因突然患病接受化疗后身体虚弱而情绪异常低落，刚开始来换药时总是愁眉不展，没说两句话就能掉眼泪，不肯吃东西，家里儿女都对您束手无策。因此在之后的换药时，我都会特意留意，尽量多留点时间跟您聊天，这样子经过两三个星期，您终于愿意慢慢打开话匣子，话越说越多，人也越来越开朗，越来越配合治疗。

"刚才你和我爸聊完天，他心情又好多了，在车子上吃面包了，麻烦你帮我和他说说，你说的效果特好。"这是您女儿在一次换药后发给我的微信。与其说这是您女儿对我的感谢，倒不如说我更该谢谢"超级听话"的您对我工作的信任与肯定。

您是一个性格儒雅的 70 多岁的天津人，因为儿子在这边工作，为了方便照顾需要化疗的您，您们老两口决定到我们这陌生的小城市来看病。让我没想到的是，病痛绕身的您，一开口便是笑着对我说出了对我家乡的诸多赞美之词："人少，出行方便，环境好，太仓人对人特别友善。"这让我不由得又重新一遍遍审视了自己习以为常的生活环境，突然发现您说的好像都能对应上，这些被我平时忽视的幸福感因为您的提醒而在我的心中重新萌生。

这一切的一切源于我是个护士！因为我是个护士，使我在工作中有机会遇到 16 岁的你，让我看到你在碧玉年华遇到磨难时的勇敢、坚强和乐观积极向上，而与你的病情相比，使我觉得生活工作中碰到的任何困难是那么地微不足道；因为我是个护士，使我在工作中有机会遇到 60 多岁的您，让我感受到您在花甲之年身患重病时对我的信任，使我体会到自己工作的重要意义及使命价值所在；因为我是护士，使我在工作中有机会遇到 70 多岁的您，让我看到古稀之年身患绝症的您不得不远离家乡来到一个陌生的城市，但您并没有因此而气馁、抱怨，而是用自己的善良感恩发现着这里的好、这里的美，使我真正懂得了如何放慢脚步发现身边的美，珍惜现在所拥有的。

　　因为我是护士，让我在这平淡无奇的生活里，遇见了困境中的感动着我的你们，如阳光一般明丽灿烂的你们也带给了我无限的温暖，谢谢你们！

生命的坚韧

胡　月　张陆雨

时常感到，在手术室里的自己会变得有些许淡漠。仿佛，生离死别与悲欢离合已经成了我生活中的常态。时常感悟到生命的脆弱，无助感历历在目，如泪滴般清晰。这些负面情感，如阴影般笼罩着我，侵蚀着我的判断，甚至一度让我怀疑起了对生命的敬畏之心。然而，直至遇见她，我内心才再度涌起汹涌的情感，一扫曾经的迷茫和苍白，让我重新燃起对生命坚韧的膜拜。

在术前访视时，初次见到张阿姨。她身躯纤细，弱柳扶风，仿佛微风都能将这位娇小老人吹倒。然而，她双眼有神，不像其他大手术病人术前那样紧张、害怕。"张阿姨，您好，我是手术室的小胡，能告诉我您哪里不舒服吗？"她温和地回答我的询问，声音如出谷莺啼般悦耳。"小胡，你好，我的腹部有些不适，医生说我绝经后阴道出血，可能是宫腔长了个东西，需要手术。"她的嘴唇微微颤抖，但是眼神却异常坚定。

我劝慰她不用过度焦虑，也解释了手术的常规流程。或许是因为我的关心，她微笑了一下。在后续的交谈中，我了解到这是她第一次手术，她虽然感到了些许紧张，但是她相信一切困难都是暂时的，相信我们的医生和护士团队。我轻拍着她的背，想要多安抚她一点，不一会她的眼眶竟泛起一丝泪光。

躺在手术室的床上，张阿姨表情安静而平和，手术进行得很顺利，麻醉苏醒后的她，眼角噙满激动的泪光。

过了一段时间，我却再一次在手术室见到了张阿姨。她的嘴角微微泛白，整个人的状态和上次手术之前完全不可相比。我心中不禁疑惑，为何张阿姨又踏入这手术室的门槛？然而，在浏览她的病历后，我震惊地发现其中写着两个沉重的词汇"子宫内膜癌"和"右半结肠癌"。

回想起她曾经坚定的眼神，我心中涌上一股酸楚。她一眼就认出了戴着口罩的我，温和地说道："小胡，我们又见面了。"我略感局促，不知如何开口询问她的状况。然而，她却用柔和的语气安抚了我的不安："别担心，孩子，我明白自己的身体情况，医生已经告诉了我。这次手术，我依然相信医生，相信你们！"

回想起以前和她的聊天，她提及过自己的家庭。年轻的时候，她失去了自己的丈夫，有一个懂事的女儿，那位女儿早早婚嫁，生儿育女，从未让她牵挂分毫。然而，前两年，她的女儿却因为"结肠癌"离开了人世。

在这一刻，我感到心头沉重无比，眼泪不禁在我的眼眶中打转。我走向她，轻轻地将她拥入怀中，温柔地拍着她的背，她也缓缓地投进了我的怀抱，双手触碰她那温暖的后背。阵阵的轻颤提醒我，尽管她未曾发出一声抽泣声，她的脸庞可能早已满是泪水。陪同她前来的是孙子，她说这一关她也一定会挺过去，因为孙子还需要她。

手术室内，光线穿透灯罩，映照在张阿姨安详的脸上，她如同一朵优雅的百合花，在冰冷的手术室环境中静静绽放。医生专注地进行着手术，我静静地在旁边辅助着……

手术室里虽然充溢着冰冷的氛围，但医生、护士拯救患者的火热和温情却能够融化一切坚冰般的寒冷。

　　后来，我有幸见证了张阿姨顺利出手术室的场景，她迷迷糊糊地望向孙子，露出了一贯的笑容，孙子拿起纸巾贴心地为外婆拭去额头上的虚汗和眼角的泪痕，想必她的孙子定能稳稳地承担起她的希望和期盼。

　　生命的奇迹和人性的温情交织在一起，竟然散发出如此美丽而深远的光晕，让旁观者见之无一不感喟不已。这个瞬间让我坚信，生命的坚韧，就在于风雨过后更显刚毅。

她

虞红燕　陈小芹

两年前，我从重症监护室调到血透室工作时，陌生的环境、陌生的同事时常让我感到不安，然而更让我不安的是血透室的患者们。都说久病成医，他们不是住院患者，却比住院患者更加了解血透室，了解血透流程，了解自己的血透方案。因为血透是比买菜更加频繁的事情，有些人甚至一年要血透一百五十多次，严重影响他们的正常生活，我所见到的血透患者大多是不苟言笑的。所以，那个冬天凛冽又刺骨的寒风就像握着锋利的利刃向我怒吼着，即使医院温暖舒适的空调也没能让我感受到暖意。

一天的工作又开始了，对着更衣室的穿衣镜努力把嘴角上扬，不停地在心里告诉自己："你可以的，加油！"

然而，今天我为第一位患者穿刺的过程就不是很顺利。终于穿刺好以后，流量也总是跟不上，机器总是报警。几次调整位置后，机器仍然会报警，抬头看到患者铁青的面色，我羞愧难当，立刻找来其他护士帮忙查找原因。我站在旁边，仿佛置身于今晨的寒风中，患者愠怒的眼神就像设置了循环播放的小电影一样在我脑海中重复着。在口罩的遮掩下，我努力做着深呼吸，努力把眼睛瞪大，不让眼泪流下来。

"闺女，你过来这边，我还没有上机呢，你现在不忙，先给我上机吧！"我转过身来，看到血透床上的人，她整个人小小的，脸蛋黑黑的，有些水肿，但是一点都不妨碍她展露一双含笑的眼睛，她眼角的鱼尾纹随着她的笑，幸福地跳跃着。这是我第一次见到娥姐。

我轻轻地走到娥姐身边，按流程给她上机，除去必要的核对，我一言不发，可是娥姐却并没有让我们之间的氛围冷下来。她不停地说着，从今天寒冷的天气、刺骨的寒风说到公交车上给她让座的小姑娘，再说到今天中午准备买的菜，等到操作完成，我才发现我的眼中未曾落下的泪水早已干了，身体也不像之前绷得那么紧了，娥姐那眉飞色舞的五官配上绘声绘色的语言竟然有如此神奇的力量，很快安抚了我不安的心。就这样，我和娥姐认识了。

娥姐的手很巧，会做很多好吃的东西，每次给我带吃的都要骄傲地表示："我不是特地带的，我只是家里做多了吃不完。"科室的姐妹们对娥姐的手艺都赞不绝口，我对娥姐的好意了然于心，心里感到一阵暖意。可是，每次看到娥姐走路不怎么灵活的身影，我总感到心疼与不舍。我不愿娥姐辛苦和破费，但不管怎么拒绝，还是拗不过娥姐的坚持。她总跟我们念叨："是你们给了我第二次生命，我现在多活一天都是赚的，我跟你们有过命的交情！"

娥姐虽然长期饱受病痛的折磨，但一直笑脸迎人，她一笑起来眉眼弯弯的，很是平易近人。她待人接物有着江南女子的细腻，又有着北方女子的直爽热情。爽朗的性格使她总是能迅速拉近她和所有人的距离。记得一次我跟娥姐说起食堂的咸菜不好吃，她主动提出，等她有时间一定要做一大缸可口的酱菜给我尝尝。可是，这次娥姐却差一点食言。

那一次，娥姐按照平日规定来进行血液透析治疗。进入透析室时，她双唇下垂，眯着双眼，面部水肿，浑身乏力，和我平时看到的干劲十足的样子反差很大。体重比血透前增长了2 kg，娥姐却开玩笑说："小虞，别苦着脸了，都成小老太太了，我就是胖了点，别担心！"

我也假装无所谓地说："娥姐，要减肥喽，我们一起做血透室最美姐妹花！"然后转身将我所有的担心和心疼咽到肚子里，笑呵呵地帮娥姐躺好。可是，刚准备进行血液透析时，娥姐突然间意识丧失，出现心搏、呼吸骤停……我赶紧呼叫其他医务人员协助进行抢救，立即予以心肺复苏、静推肾上腺素、气管插管、呼吸机辅助呼吸、心电监护……我不停地跟娥姐说着："娥姐，挺住，娥姐，你快回来啊！"经过长达二十分钟的抢救，娥姐的心搏、呼吸逐渐恢复，可是神志仍然昏迷，评估后考虑娥姐是心力衰竭导致突发心搏呼吸骤停，立即转 ICU 继续治疗。

就这样，我们和娥姐断了联系。每次开始血透前，我总是下意识地看向门口，看看有没有那个我期盼已久的身影，却次次失望。

这一天，再次看向空空的门口后，我开始熟练地给患者上机，动作终于可以算作行云流水。这时，有人拉住我的衣角，轻轻地叫了声："闺女，你来给我上机呗！"我看向身旁坐在轮椅上的人，瘦瘦小小，满头银丝梳得服服帖帖，满脸皱纹，皮肤黝黑，可是那双眼睛却炯炯有神，眼含笑意，瞬间，我的眼泪决堤而出，而对面那双含笑的眼睛同样饱含热泪。

我再次给娥姐上机，全程沉默，喉咙紧得说不出一句话，犹如第一次给娥姐上机。操作结束，娥姐拉住我的手："闺女，上次谢谢你，我在梦里全身都很疼，我的老母亲拉着我的手说带我去不疼的地方，就这样我跟着老母亲一直走一直走，可是我听到你叫我回来，我想着，还没跟小虞护士说再见，还没给你做酱瓜吃呢，我就回来了，真的谢谢你！"

我们真的收到了那份特殊的礼物——娥姐带来的她自己做的酱菜。她在冬天之初去菜场上买来大量黄瓜，洗净，腌制，晾晒。那一缸酱菜被分成了一个个小透明罐子，那酱菜清脆鲜甜、口感脆爽，姜片之间泛起的点点白色盐花，就像冬日树枝上挂满的霜，就这么被喧嚣的寒风所裹挟，艰难又不屈地挺立着。但是凄厉的寒风不会阻挡我们的脚步，漫天的冰雪也无法迷失我们的方向。我们深知，冰雪终将融化，新芽总会破土而出！

第六篇
书写坚守的初心

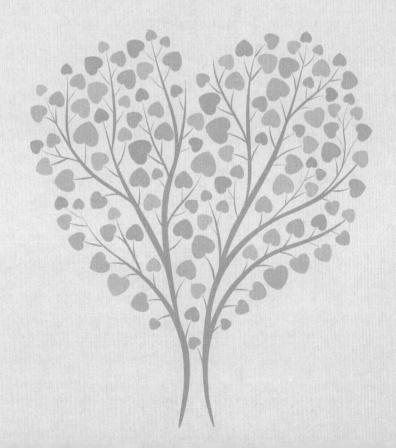

产房抢救时刻

谢　佳　施静逸

"快，叫马主任……产妇需要抢救……"作为助产士的我立刻脱下手套，向上级主任汇报，争分夺秒地汇报病人情况。不到一分钟，马主任的脚步声随着产房门自动打开立即传到我和值班医生的耳中，我们的产后出血应急流程也同时启动……

时间回到 10 小时前，产妇小熊因为见红和不规律腹痛前来住院。这时候她已经 40^{+3} 周了，因为合并妊娠期糖尿病，入院做完相关检查之后就安排她去产房做了 OCT。OCT 试验是用小剂量的缩宫素诱导宫缩，来评估胎儿的宫内储备能力。随着缩宫素的静滴，小熊羊水自破，4 小时的规律腹痛后宫口开大到 2.0 cm，顺利打上无痛分娩。小熊终于休息了一会，随后产程也进展得很顺利，在 2 小时后，宫口顺利开全，进入第二产程。

在小熊后面的分娩过程中，小熊出现产力不足，几度想要放弃的情况。作为一名助产士，同时也是一个经历过顺产的母亲，我不断地给她加油鼓劲。

我看到小熊紧紧地握着床沿，她表情凝重而疲惫，眼神里既饱含希望，又夹杂焦虑。我走到她身边，轻轻握了握她的手，轻声地说道："小熊，你做得已经很好了，我们一起坚持下去，宝宝很快就可以和你见面了。"

小熊略微抬起头，望着我，眼中流露出一丝坚定。她用微弱的声音回应道："谢谢你一直陪在我身边。"

我轻轻地擦去小熊脸上的汗水，鼓励地说："小熊，分娩是一个艰辛的过程，但是你已经走过大半程了。我们会尽一切努力帮助你顺利渡过这个难关的。"

然而，情况并不乐观，胎心频繁减速，医生们评估后决定立即终止妊娠，第一时间让胎儿娩出。在紧张而专注的氛围中，随着一声响亮的啼哭，小熊的宝宝终于平安地降生了。

小熊激动地抱着她的宝宝，泪水夺眶而出。她的眼神里充满了幸福、喜悦和感激。我也为她的顺利分娩而感到无比欣慰。

我刚刚安置好小熊的宝宝，正准备检查她的伤口时，却突然发现她的子宫异常松软，鲜血正一点点涌出。我立刻意识到情况紧急，开始进行宫底按摩，但血流仍未止住。我紧张地继续监测她的生命体征，血压一度下降至 86/54 mmHg，心率则升至 120 次 / 分。此时，以往的各种紧急抢救经验在我的脑海中飞速地闪过。

此刻便出现故事开头的那一幕……

伴随产后出血的紧急抢救流程启动，参与抢救的医生、护士们迅速到岗，全神贯注，各司其职，我们即刻采取了补液、止血、扩容、配血、输血等一系列抢救措施。在监护仪的滴答声中，在大家紧张的呼吸声中，在奔忙的脚步声中，时间在一分一秒地流逝，我们争分夺秒地为产妇控制出血，提升全身血液灌注。

我的手心早已满是汗水，紧绷的神经让我感到压力沉重，但我必须保持冷静，确保每一次医嘱的执行都准确而迅速。

"小熊，你别害怕，放轻松。相信你自己，相信我们。"

在紧张的抢救过程中，尽管小熊的眼神一度充满了恐惧和不安，但她努力地听取着我的安慰，不断平复她的情绪，直到出血控制后，她稍有力气地向我点了点头。

经过不懈的抢救，直到晚上十点，小熊的出血终于得到了控制，她的面色有了一丝血气，我轻声问道："小熊，你感觉怎么样了？"她如同溺水刚苏醒一般，终于有力气能做出反应了，她缓缓睁开眼睛回答道："谢谢，感觉好些了！"

我们兴奋地向家属告知了抢救成功的结果，几位家属连连道谢，在一片笑声中我们和家属一起分享了这来之不易的喜悦。住院部大楼外的天色早已被黑夜吞噬，但产房门内、门外的走廊，却因为今夜大家脸上似乎会发光的笑容而映照得格外亮堂。

产科是生命和希望诞生的地方，也是危机暗藏的生死战场，关系着家庭的幸福与社会的和谐。对我们产科而言，安安全全地分娩是我们最美好的愿景，而我们前仆后继的产科人正以我们的付出和担当为这美好愿景保驾护航！

一次触动心灵的抢救

刘　荣　周海燕

还记得考大学时填的第一志愿并不是护理专业。那时候怎么也想不到有一天自己会成为护士，还会在这条路上越走越远。命运总是在你不经意的时候，悄悄为你设定了剧本。就像我刚进新生儿科那会儿，就算喜欢孩子，是我灵魂深处的本性，但我也从未想过，有一天我会成为这个团队的带头人。

这一切，需要感谢我定科后接触的第一次抢救。

那是一个重度窒息的新生儿。凌晨十二点半，我们刚接好班，门铃就响了。周老师在监护室忙，是我接的患儿，只见他面色青紫，就那么软瘫在我怀里。我害怕极了，立即向监护室跑去，生怕他的生命会就这样在我怀中戛然而止。

"周老师，快，娃快不行了！"我一边跑，一边呼叫。监护室内，周老师已经在准备远红外抢救台、呼吸机、吸氧装置等。"别慌！"她示意我将患儿放在远红外台上。患儿病情十分危急，心率 59 次 / 分，脉氧测不出，周老师一边给患儿进行空气复苏，一边让我连接氧源。孙医生也很快到了。他们俩很默契地各占据一边，一个进行胸外心脏按压，一个捏着简易呼吸气囊，嘴里还在交流患儿的病情。看得出来是多年工作习惯，配合得非常好。我当时就想，不知道什么时候我也可以这样熟练地与医生配合抢救。

"荣，来捏球囊。"正想着呢，周老师已经喊我了。"我？可是，我没有抢救过病人啊！"我担忧地说着。"没事！窒息复苏培训的时候你不是掌握得很好吗？相信自己，你行的！"在周老师的鼓励下，我开始配合孙医生。

此时的周老师并没有闲着，原来她是要给孩子建立静脉通道！抢救病人最基本的生命通道之一啊！亏我理论学得那么好，临场时竟光顾着发呆了。我心里暗暗鄙视自己。"医护人员都是在实战中积累经验的，你才刚接触，以后就熟练了。"似乎看出了我的不自在，周老师一边打针，一边安慰我。"小姑娘球囊捏得不错，学习能力很强！"孙医生也在一旁鼓励我。

然而，即使积极采取了措施，患儿并没有缓解，呼吸困难反而加重了。我在旁边急得满头大汗，却又无能为力。初次遇到这种大场面，我无从下手。"通知麻醉科，气管插管，上呼吸机。"孙医生果断下达医嘱。

这么小就要上呼吸机啊？这么小的新生儿要怎么插管呀？我还在胡思乱想的时候，麻醉科郑主任到了。此时，病房里有经验的周老师已经准备好所有器械，只等着麻醉师操作。插管过程并没有大家期盼得那么顺利，由于患儿喉头水肿，管子难以送进去。孙老师协助摆体位，周老师进行气道吸引，郑主任凝神静气，努力寻找着声门的位置。时间仿佛停止了流动。看着他们三个人好像由一个大脑发出指令似的默契动作，我简直佩服得无与伦比。这就是团队合作呀！他们互相熟稔，互相信任，知道自己怎么做才能让对方更好地操作，才能达到最佳效果。

"成功了，孙医生，你听诊一下肺部，看位置是否对称。"郑主任的一声"成功了"好像施展了神奇的魔法，患儿的呻吟声没有了，脉氧饱和度"蹭蹭蹭"地往上爬，又一个生命通道成功建立了！

郑主任敲了敲弯了许久的腰，眉头渐渐舒展。看着他汗流浃背的身躯，我赶紧招呼他去凳子上休息一下。"没事，我不累！成功完成任务，我现在轻松着呢！"他笑着说道。看着他疲惫却灿烂的笑脸，我瞬间明白了救死扶伤的真谛。

近三个小时的抢救，哪有不累的，只是在他们心中病人重于一切罢了。"虽然病情有所好转，但患儿还没有完全度过危险期，接下来我们还要严密观察，以防病情有变化。"孙医生说道。

整整一夜，孙医生和周老师一直交替守护在患儿床边，观察着呼吸机的波形、监护仪上指脉氧的波动，精确计算着每一次尿量。我劝他们休息一下，他们都说："不累，只有患儿稳定了，明天下班后才能睡个安稳觉！"果然啊！老一辈的人对待工作总是这么认真、严谨，对待危重病人更是不容许自己有丝毫的松懈。我想：他们那默契的配合、熟练的技能，我或许还要时间的积累，但他们这种认真、严谨的态度，却是我现在就能学到的。我快步走到床边，看着患儿弱小的身体，身上还连着呼吸机，忍不住轻抚他的额头，握住他的小手，不时鼓励着："宝贝，加油，快点好起来！"

不知不觉间，天亮了，黎明的晨曦划开了夜幕，旭日金灿灿的光线温柔地拂过病房的每一个角落。经过整整一夜的守护，患儿终于初步脱离了危险。一夜的忙碌、担忧、紧张，也在我们大家庆幸而欣慰的相视一笑中消融了。

之后，每每回想起那次抢救，我的心灵都会被触动。孙医生面对大抢救，有条不紊地组织大家分工合作；周老师面对循环很差的静脉，临危不乱，成功穿刺；飞奔而来的郑主任面对喉头水肿的巨大挑战，更是争分夺秒实现了插管成功。那一夜的记忆成为我心灵的一次重要洗礼，让我深刻领悟到敬畏生命和捍卫生命安全的意义。

作为医护人员，我们时刻牢记着我们救死扶伤的使命；作为儿科人，我们始终牵挂着我们手中被呵护的稚嫩生命。我们或许只是一群平凡的人，做着平凡的事，但能以天使的使命去护卫我们的希望和未来，我们值得。

再一次开门

范 瑞 李 琳

2022 年末那段时间对所有人来说无疑是黑暗的，新冠病毒的肆虐让大家承受了前所未有的防疫压力。幸运的是，我们一起度过了艰难时期。在那特殊的日子里，我们面临着重重考验和困难，但对我而言，我做得最正确的一件小事就是为一个孩子再一次打开了那扇门。

那天，由于很多同事相继感染了新冠病毒，只有我和小会老师还在上班，其他科室派来了三位姐妹来支援。儿科病房里铃声不断，每个人都步履匆匆。我们奔跑在病房里，纵使疲惫也咬紧牙关坚持下来。

穿着防护服的我们奔忙了一上午，匆忙吃完午饭后又回到病房。门铃突然响了起来。我打开门，得知是一个家长带着一位喉炎的小朋友来住院，不经意间一瞥，我远远地看到电梯旁有个抱小女孩的母亲，女孩安静地睡在妈妈的怀里。我大声地问道："你们也来住院吗？孩子怎么了？"妈妈看起来很从容的样子："医生说'发热待查'，我在等孩子爸爸搭电梯上来，商量一下能不能门诊挂点水就回去，病房里现在阳性的病人太多了，住院也麻烦！"我听着喉炎的小朋友声音嘶哑得有点厉害，得赶紧进去处理了，同时大声地对抱女孩的妈妈喊了句："那我先安排这个小朋友住进去，你们考虑好了及时按门铃和我说啊！"听到女孩的妈妈回应了一声"好的"，我便关上了病区的大门。

忙碌了一会儿，我心里琢磨着门外女孩的妈妈怎么还没有按响门铃，要不要住院呢？疑惑的我再次来到门口，看到这次门外站着的是抱着刚才那个女孩的爸爸。我走向孩子，只见她安静地睡着在爸爸的怀里，但肉嘟嘟的小脸上几乎没有血色。

我下意识地伸手摸了摸孩子的手，却感受到了她冷冰冰的手。我轻拍了一下女孩的肩膀，并喊了几声，却没有得到任何回应。

我的心一下子被揪了起来，我焦急地盯着孩子的妈妈问道："孩子睡了多久了？孩子哪里不舒服？"

妈妈无奈地说道："宝宝前两天发了点烧，昨晚吐了两次，之后就一直想睡觉，到现在都一直是迷迷糊糊的。"

"不行，孩子的手太冷了，情况需要观察，马上进来测体温！"我立刻带他们来到了病区的抢救室。测量完女孩的体温后，只有 35℃多一点，这太危险了！

我立刻呼叫医生，并迅速给她吸氧、进行心电监护，另一位护士同事迅速给他们办好住院，医生在边上评估病情……做完这些，耳边传来了孩子母亲轻声的抽泣声，她眼中泛着泪光，无力地倚靠在墙角。

"孩子中饭吃过了吗？"我问道。

妈妈泪眼婆娑说不出话，爸爸懊恼地说："我昨晚下班回家，看到她吐了两次就睡着了，以为她白天玩太累了，就没有多想。今天一上午她还是想睡，早饭、中饭都没有吃，我们实在放心不下，就带她来医院看了。"

"什么？小孩子 5 岁，连着两顿饭都没吃？赶紧给她测一下血糖。"听到爸爸的话，医生立刻让我给孩子测血糖，当我看到结果时，不禁大吃一惊：21.8 mmol/L ！我换了另一个手指进行测试，结果并没有太大差别。

"这是糖尿病酮症酸中毒，还是应激引发的高血糖呢？"我暗自琢磨。"家里有没有糖尿病家族史？"医生再次询问孩子爸爸。爸爸说家里没有糖尿病病史，但是从孩子近日症状的断断续续的描述来看，似乎符合糖尿病的表现。

建立静脉通路、扩容、胰岛素降糖治疗，护送联系转上级儿童医院，在我们忙碌的身影下，夫妻俩已经深刻意识到问题的严重性。此时，妈妈瘫坐在墙角，几乎泣不成声，爸爸则透过玻璃注视着女儿，内心充满了愧疚和无奈。看到一切都有条不紊地安排好后，在等待转运急救车来接孩子的间歇，我默默地走到妈妈身旁，搬了一把椅子，轻扶住她的肩膀，坐了下来，轻声说道："别多想，我们会共同努力，帮助孩子渡过难关的，我们要做好孩子坚强的后盾，我们都在，放心吧！"妈妈似乎听进了我的话，她默默搬着椅子走到床前，紧握着孩子的手，泪水顺着眼角一颗颗滴在孩子的手背上。很快，转运准备工作全部就绪，一家人在医生的陪同下急忙离开，抢救室只留下了一片凌乱的床铺。

三个月后再次遇见那个小女孩。她的妈妈满眼泪光地感谢我再一次的开门和关心，让她孩子得到了生命的延续；更感谢我在她最彷徨无措的时候，搬了把椅子让她坐下，那一句"我们都在"的话语，给了她撑下去的力量。

疫情无情人有情，即使戴着厚厚的面屏，也隔不断人间的真情。我庆幸自己能够在小女孩处于危险时刻时，为她打开了一扇门，露出勇敢破晓寒夜的希望之光。我渴望自己能成为一个一直守护希望之光的人，为黑暗中赶路的人送去光亮。

生命的曙光

季 怡 王奕嘉

龚伯伯是我们科室的老病人，他每次住院都是因为咯血。幸运的是，经过药物止血治疗，他的病情都能得到控制，出院时他总是拍着我的肩膀说："又麻烦我们阿妹了，回家后还真的很想念你们这帮孩子。"

这次的情况也不例外，只不过龚伯伯咯血发作的频率越来越高、程度越来越严重了。伴随着急诊转运监护仪刺耳的"当当当"报警声，龚伯伯再次被推入病房。这次，他恰好又在我的床位上，我立刻初步评估了他的病情，目前只有少量咯血，但心率偏快，呼吸稍促，其余生命体征平稳。

他一边熟练地配合我们过床，一边皱着眉头就开始和我念叨："哎，就吃完午饭，在家里沙发上打盹看一会电视的功夫，喉咙口突然开始发痒，我就知道不对劲了，赶紧打了女儿电话。"龚伯伯女儿打趣道："老爸你在家总念叨护士妹妹们比自己孙女还亲，是想这帮孩子了吧？"龚伯伯皱眉转瞬又露出微笑："可不是嘛，你不在的时候阿妹还帮我打开水、倒垃圾……"

经过一个礼拜的消炎止血后，龚伯伯的病情逐渐稳定，只有少量暗红色血痰。这天我中班接班刚到护士站，主班在电脑前，一大片红色待复核的医嘱。"都在 31 床大抢救。"

"31 床？夜班上不还好好的吗？"

"这次咯血较之前任何一次都严重，紧急气管插管，还做了介入手术，抢救了一下午，血根本止不住……"我快步奔向病房，龚伯伯女儿在病房门口泣不成声，她用力握着拳头，手指冰冷得没有一点温度。我握紧她的手，扶着她靠坐在走廊的椅子上，此时一切安慰的言语都显得苍白无力。稍稍安置好龚伯伯的女儿，我转身投入抢救行列中。

踏进病房，一股浓烈的血腥味。我接过丹丹手里的球囊继续人工辅助通气，配合着另一位老师及时清理呼吸道，时刻提醒自己不能有一点松懈。在接过球囊的一刻，我也接过了坚定、坚持的信念。我知道，哪怕还有一丝希望，我们都必须尽一切努力，挽救龚伯伯的生命。

龚伯伯的情况没有得到理想的控制，为了争取一线希望，与家属沟通后，我们决定转往上级医院进一步诊治。

"目前咯血暂停，生命体征较前平稳，准备转运！"

"救护车楼下已准备就绪，负压性能已测试！"

"转运用物准备妥当！"

"一二三，过床！"

沿着绿色通道，我们一边捏着球囊人工通气，一边监测各路管道、体征，保持呼吸道通畅、用药顺畅，一路疾行，将龚伯伯推上了救护车。好在一路上龚伯伯的各项生命体征都维持在安全范围内，顺利到达了上级医院，快速完成转运交接后，他立即被送进了抢救室。

随行的龚伯伯的女儿守在抢救室门口，疲惫而又憔悴的背影不禁让人心疼。返程前，我走上前再次握紧她的手，用力挤出一个宽慰的微笑，安慰道："这一关会挺过去的。"

在返回医院的路上，看着外面星星点点的路灯似乎是也在为龚伯伯祈祷，风呼呼拍打着车窗玻璃。我的脸被冻得有一些发紧，才发现近乎零摄氏度的室外我们只穿着一件薄开衫，然而，我的心里却是热热的。对于每一个危重患者，我们都倾尽全力去抢救，将病人的无数次危机化险为夷时的成就感是对我们付出最好的回报。汗珠流淌在我们的眉梢，关爱镌刻在我们的心头，职责凝聚在我们双手，我们用火一样的热情点燃着一处处生命的曙光。

　　一个月后，龚伯伯的女儿出现在了护士站，我赶忙想上前询问龚伯伯的状况，却看见龚伯伯女儿瘦削疲惫的脸颊和头上那朵刺眼的小白花。她也向我走来，轻轻地握住了我的手，说道："阿妹，那天真的非常感谢你们的全力抢救，老爸后来又做了好几次手术，血止住了，人也醒过来了，可是，可是……没过几天又发作了，没办法……终究还是没挺过去……不过还是要感谢你们的努力抢救，让我爸多拥有了几天生命的曙光，也让我能够尽心地陪着他走完了那最后一程。为表示感谢，请收下这面锦旗。"我双手微微颤抖，接过锦旗，内心久久不能平静，这是患者家属对我们莫大的鼓励啊！

　　有些生命，我们无法改变它的结局。但作为医务人员，我们会用所有的爱去尽力争取每一个生的希望。面对生死关头，我们一次一次拼尽全力与死神抗争，用无尽的爱和坚韧在黑暗中燃起生命的曙光，不断地守护着每一个生命。这正是医护人员的使命，也是我们永不熄灭的信念！

帷幕后的故事

王雅璇

冬天的寒风愈发地刺骨，在这个上呼吸道传染病发病的高峰时刻，城市里最喧嚣的地方，在发热门诊。

病痛不适的哀叹声、此起彼伏的咳嗽声和一些排队的抱怨声交织，每日看着这样的光景，除了加快我们手里活儿的速度，却是没有更好的办法。

那一日发热门诊的走廊上，不少等待就诊的病人排着长队。排队挂号、就诊、抽血化验、看回单……这样的流程在发热门诊的大厅中不停歇地运转着。

一位青年男子在医生的协助下完成了血气分析的采集，正在走廊中等待化验的结果。在人群中，他的面色越显苍白，他问："能不能……量个血压……"他的声音在人声嘈杂中细若蚊吟，仿佛是繁忙中的幻听一般。我回身便看见他比日光灯还要惨白的面色和那双无力颤抖的双手，我立即意识到，这不太对。立即为他测量了生命体征，收缩压不到 90 mmHg！这位患者已经处在了休克的状态！我赶紧叫医生。

"大家让一让，把走廊让出条路来。"我和医生一同将患者推进抢救室进行急救处置。"你醒醒！千万别睡！坚持住！"担忧他就此意识丧失，我们不停地呼唤他的名字，让他保持清醒。一路上，一遍又一遍地呼唤他，最终，患者安全地被转至抢救室，他的生命体征也逐渐被控制平稳，看着他逐渐恢复血色的面色，复测后较前上升的血压，我一颗悬着的心才缓缓放下。一个惊险的中班终能在后续平稳的余韵中度过。

隔日，同样寒冷的冬日，同样满是病人的走廊，同样绵延的长队，同样忙碌的中班，"叮铃铃"的电话铃声响起，是一串长长的号码，或许是哪位患者的咨询电话吧，我心中这样想到。

"你好，请问是昨天中班的护士吗？我是昨天抢救的那个病人。"

"是我，请问有什么事吗？又有什么不适吗？"昨日放下的心，又悬了起来。

"我没事了，昨天后来我缓过来了，观察了一天已经出院了。"他停顿了片刻，"我打电话来，就是想谢谢你，还有昨天那位医生，谢谢你们昨天奋力地抢救我，我昨天吓到你们了吧？昨天你们喊了一路我的名字，让我坚持，不然我真不敢想，要是我睡过去了，会怎么样……真的谢谢你们，把我从鬼门关拉了回来。"

寒冷的冬夜里，突然感到一股暖流氤氲着我的心。他一遍又一遍诚挚地道谢，让我不由湿了眼眶，竟也有些不好意思。那本是我们工作中无数次抢救中的一次罢了，也许我们自己都不会记得，但这时有患者专门将我们记起，我想我们想忘记也难。

我又仔细询问了他的情况，了解到他目前没有不适，再次嘱托他好好休息。通话结束，这繁忙中的一帧，却像是电影里的慢镜头，让我在心上反复品味，越想越感到欣慰，直到小心翼翼地将其珍藏在我的记忆宝匣里。没想到一通简短的电话，竟轻松扫去了我连日来超负荷工作的疲惫，让我如满血复活一般又可以投入新的战斗。

病人对我们一次次的信任与托付，一声声真挚的感谢与不舍的道别，都给了我们无穷的动力，让我们有力量、有信心去为起死回生而奋战。这些来自患者纯粹的回响，或许也是我们在医路上奋力跋涉的意义所在吧。

　　在临床工作的日日夜夜，接触了形形色色的患者，也阅览了不少的人生故事，看到的有时是突破难关的完美大结局，有时是无可奈何的悲情收场。我们似乎是观众，但我们更像是剧中人，陪着患者和他们的家人经历了他们的经历，陪着他们体味着他们生命中的酸甜苦辣，最终我们用心记录下了一个个有意义的帷幕后的故事。

生与死的较量

毛鑫琳　王雅璇

每一个人都有追求生命的权利，而我们医务工作者首要的职责就是尊重生命，无论高低贵贱，无论贫穷富贵，我们都要竭尽所能为患者支撑起脆弱的生命，让他们重新扬起生命的风帆。

还记得是一个九月，我接到护士长的电话："小毛，科室来了位危重患者，恶性心律失常短时间内连续发作，需要特护，辛苦你出来上个中班，专门护理这名患者。"

接到电话后，我立即赶到科室投入紧张的工作中，和监护病房47床的床位护士进行了详细的交接班。47床这位男性患者年仅37岁，综合各项检查结果，医生初步诊断为急性心肌梗死、心源性晕厥。入科不到3小时，他出现室颤反复发作，已电除颤近10次，"生与死的较量"就这样一遍又一遍地上演着。

由于这种情况我工作7年以来第一次遇到，因此为这位患者进行各种治疗和护理，我不由得更加仔细谨慎。我看到奄奄一息的患者眼角还闪着泪花，他的家属早已泣不成声，一种坚定的使命感在我心中油然而生："今天，我是他的特护，我会竭尽所能，将这个年轻的生命从死神手里拉回来。"

我坐在床边，在移动电脑上快速地翻看他的相关记录，床头监护仪突然爆发出一阵急促刺耳的报警声，屏幕上再次闪烁出触目惊心的红色信号，屏幕上那形态毫不规则的凶险波形，正是室颤波形！眼看着面前的患者出现两眼上翻，四肢抽搐，呼之不应，我立即按响呼叫器，大声呼救同伴和医生前来支援，并立即予胸外心脏按压，同时赶来的同事迅速准备再一次电除颤，除颤后随即继续予胸外心脏按压，持续十几秒后患者的意识逐渐恢复，心律也转复窦性。

患者清醒后哭着和我说："护士，我是不是要死了啊？我好怕，我还年轻，求求你们救救我，救救我，我还不想死。"他情绪很紧张，整个人在发抖，言语中流露出对死亡的恐惧。

我非常理解他此刻的心情，握住了他被汗液浸湿的手，急忙安慰他道："你不要紧张，你年轻，心肌承受力强，不然过多的不良情绪也容易诱发心律失常，像你这样的病例只要处理及时，许多患者都能抢救成功，而且预后恢复也不错，你要给自己信心。"我也不知道他听进去没有，只见他偏过头，闭上了眼睛，然而眉头还是紧蹙的。

基于他的病情，我干脆搬来一张凳子，坐在他的床尾，密切观察他的生命体征和心电波形，不时查看他的状态。只见他嘴唇青紫，再次丧失了意识，不好，患者再次发作室颤！因及时发现，准备充分，除颤、复苏在短短数秒内便完成，患者意识很快恢复，他面色苍白，喘息虚弱，皮肤湿冷，诉说着他与死神的又一次博弈。反复除颤后的皮肤的刺痛，凝结在他的眉间，又一次生死较量的恐惧，凝结在他的心上。

我紧握他的手，说："你看，这次除颤和上次间隔有一小时，比刚来的时候好太多了，说明我们的治疗是有效的，你要对我们有信心，更要对自己有信心，我们就在你身边，别怕。"这次他的手心仍然是被汗液浸渍，但紧蹙的眉头缓缓地舒展开了。

我不时询问他目前的感受，他可能是受病情的影响，不愿开口，只是点头和摇头来答复我。时间一分一秒过去，我一次次地遵医嘱加药，换药，更换着各种抗心律失常及抗心源性休克的药物，严密观察病情变化和药物不良反应，不知不觉我已经忙碌了4个多小时，我的肚子咕噜了几声，但万幸这期间他未再发过室颤。在药物的控制下，各项生命体征逐渐趋于正常，我看着监护仪上整齐有序的窦性心律波形，此刻竟觉得如此美妙，我们都看到了希望。

病情短暂地得到了控制，但我们仍然丝毫不敢懈怠，做好各种预见性的护理措施。最终经过医护共同努力，患者病情逐渐好转，于15天后顺利出院。

我始终难以忘怀他出院时候对我说的话"小毛护士，真的万分感谢你，你一直在默默地给我力量，你在监护室里忙前忙后，饭都没吃，却一直在照顾生病的我，我真的很感动。"说着他的泪就蓄满了眼眶，一颗一颗滚落下来。我拍拍他的肩膀，回以一个笑脸："男儿有泪不轻弹，可别再哭鼻子了，再惹别人笑话你。快回去吧，后面可千万要注意自己的身体啊。"他赶忙擦了眼泪，笑着同我挥挥手作了告别。

其实，这些类似的抢救场景是心内科护理工作的常见缩影。在心内科，有辛勤的汗水，也有感动的热泪，早已记不得有多少次的加班加点，记不得有多少次的汗流浃背，但是患者的康复让我们的所有付出都显示出价值。每当一次次通过惊心动魄的急救将患者从死亡线上拉回来，我们都能感受到一份份成就感。是啊，一个又一个鲜活的生命在我们的帮助中得到延续，而一个个家庭又因此恢复了希望和幸福。所以说再平凡的工作，也有她伟大的意义。

每个人在疾病面前都是脆弱的，即使小小的感冒也可能夺走生命。所以，这也彰显出医护工作者救死扶伤使命的重要意义，时代和历史要求我们除了要有一颗护佑健康的仁爱之心，更要有扎实的专业能力，还要有认真负责的态度，这样我们才能更好地帮助患者和病魔进行斗争。

爱的坚守

金嘉怡

初次见到她，是一个普通的早晨，我和往常一样进入病房，和患者们打招呼："我是今天负责这边的床位护士小金，有事可以找我。"

诶？患者呢？乍一看，20床的床上只有一条被子盖着，夜班同事指指被子，隐约能看出一个瘦弱的人形，她把自己整个人蒙在被子里，死死地抓住被角，像一只受惊的猫咪，任由我们怎么劝她都不肯让光透进去一点。被单上是一点一点的血迹混着汗水和泪水，床沿坐着一个小伙子，隔着被子轻轻抚拍着被子里的人的后背，边上一个白发的女人不忍地撇过头。

她是美美，今年22岁，是一个淋巴瘤患者。起初只是鼻腔间断出血，鼻子痛，去检查发现鼻腔有一处占位，后来确诊是T细胞淋巴瘤。经过数次的放疗、化疗，头发已经掉光了，口腔已经全部溃烂穿孔，不能进食固体食物，鼻腔、口腔一直有间断性的出血，现在连说话都困难。她与我的年龄相仿，而她的母亲头发却因为过度焦虑已经花白，边上那个满眼担心的男子是她的男朋友。

后来我去给她做治疗，她还是抗拒着我们，作为同龄人，我理解她的无助和绝望，本该是爱美的年纪，如今却变成这样；本该是和男朋友、父母幸福地生活的年纪，如今每天都像世界末日般；本该是无忧无虑、憧憬美好未来的年纪，如今却被困在这一片苍白中，等待着死亡。我作为一名护士，更有责任让我的患者坚强起来，更加积极地面对治疗和生活。

我对着被子里的她说："美美，我知道你现在可能会感到很害怕或者很无助，但你回头看看，你不是一个人在战斗，你的爸爸妈妈、男朋友，还有我们都在陪着你一关一关地闯，现在你的身体需要我们用上一些治疗，在治疗的同时我们可以慢慢把营养、体质和心态调整到最好的状态，让我们治疗的效果尽量发挥到最好，你看，我们要不要再勇敢地往前一步，走走看？不久后又会有更适合你的治疗方式产生也是有可能的。"

她慢慢地将头探了出来，脸色苍白，脸上挂满了泪水，额头上满满的汗珠，嘴里溢出血液凝结后的血腥味和破溃导致的腐烂味。

"美美，为了恢复健康，必要的治疗我们还是需要的，你愿意配合吗？我保证一定轻轻的，让你少疼痛一些，可以吗？"我再次轻声着征询她的意愿。

她低头不语，深思片刻后微微地向我点了点头。

见她不再抗拒，我便将补液、肌内注射、口腔护理等治疗的用物一一准备好，推到她的床前。一开始，哪怕是补液接触到她的手，她都会害怕得全身颤抖，在我对她的一次次安慰中，她才不那么紧张，愿意咬着牙、闭着眼、握紧拳头忍受各种尚算短暂的皮肤肌肉穿刺之痛。

而口腔护理对她来说或许是更大的挑战，血痂、溃疡、感染严重破坏了她的口腔完整性，肉芽组织混着腐肉连成一片，想必她每一次吞咽都会感到剧烈疼痛吧，她又要如何忍受各种冲洗和擦拭呢？出乎我意料的是，在我的棉球轻触她的口腔黏膜时，可见她全身肌肉收紧，泪花在眼眶中打转，闷哼几声后仍然坚持张着嘴，让我继续操作。

我心中不禁感到一阵酸楚，我只能一边安慰鼓励着，一边尽我所能轻轻地、缓缓地一点点、分次分批地为她清洁、涂药。为减轻我内心那种致人痛苦的负罪感，我在完成治疗后，都反复关心她还疼不疼，有多疼，渐渐地我和她之间的各种接触也越来越多了，即使是我说的多，她回应的少。

她的男朋友白天上班，晚上下了班便背着一个黑色的双肩包来病房里陪她。好几次我巡视的时候，都能看到小伙子给她泡蛋白粉、擦身的身影，空了他就坐在一旁，在电脑上完成他的工作。我和同事私底下都在夸这个小伙子真好，这样不离不弃的男人不多了，这就是真爱吧。美美因为口腔破溃，说话很不清楚，我和她的交流有时候都很费劲，这时候小伙子偶尔也会充当起翻译，告诉我美美的诉求"她说希望你打针轻一点""她说嘴巴里的痛好多了"……

经过半个多月的治疗，美美的病情逐渐好转，她不再经常把自己藏在被子里了，也愿意喝蛋白粉了，她的精神开始有所好转了。在傍晚时分我常常看到她男朋友给她披上一条毛毯，用轮椅推着她在病区里逛逛。看到她病情好转，我心里由衷地为她高兴，她每次看见我都会给我一个微笑。

终于到了美美出院的日子了。那天她的母亲父亲都来了，收拾好了大包小包的行李，她的男朋友推着坐在轮椅上的美美在护士站前停下了，"美美，今天要回家啦！"我来到美美跟前说，她拉着我的手，含糊不清地说着什么，我没听清，一脸疑惑地看着边上的小伙子，小伙子笑了笑说："她说'要谢谢你'。"我愣了一下，每次都是我找美美说话，而这次是美美第一次主动找我说话，虽然只是一句简单的道谢，却让我觉得自己的付出得到了莫大的肯定，这一刻我似乎觉得周身的所有疲惫都不存在了，周遭尽是无尽的安宁温馨。看着她们一家远去的背影，我多希望时间能在这一刻定格。

我愿去做一个有技术、有温度、有情怀的护士，用自己的小小光亮去温暖每一个需要帮助的人，为身边坚守爱的人送去希望和力量。

ST 段抬高的"胆囊炎"

张陆雨　曾　诚

凌晨一点，初秋的急诊科依旧忙碌着。分诊台前，我看到排队的人们已经排成了一条长龙，我面前的记录本上密密麻麻地填满了病人们的生命体征。这段时间里，我感受到了时间的紧迫和责任的重大，每一条记录都代表着一个病人的健康和生命，我们必须准确地记录下他们的体征以及病情的进展。尽管工作繁忙，但我会竭尽全力，保证每位病人都能得到及时、有效的医疗服务。

这时，一位手捂着上腹部的老爷子在一位阿婆的搀扶下径直走到我们分诊台面前。老爷子八十来岁的样子，扶着凳子小心地慢慢坐下，后面还紧跟着一对年轻的男女。他灰白的脸上毫无血色，两边的眉眼痛苦得几乎要紧缩成两团，额头上冒出一层层的汗珠，旁边的阿婆应该是他的老伴，担心地一个劲地给他上下揉着后背。

我旁边的王老师见状，不等老爷子开口，就不假思索地说道："您哪里不舒服啊？老爷子。"

"快，快，我胆囊炎又犯了，痛得出冷汗，给我个外科号，我要挂水！"这位患者显然是一个久病成医的老病人，我拿起前面的外科号的分诊单子准备为他办理。这位老爷子又转头朝向身后的那对男女，忍着痛咧开一丝笑意，语气稍平顺地说道："你们把我送来给我挂个号就行了，等会儿开点消炎药水，老婆子陪我在这挂一夜就好了，你们明天还要上班，赶紧回去休息。"

"那您就先坐在这里，我给您量血压，后面的是您的儿子吗？"我问道。

儿子冲到前面上来点点头，回复道："我们是他的儿子和儿媳妇。"

"那让您的儿子去给您挂号。"我把挂号单递向他儿子说道。

老爷子的血压正常，但血压计的袖带上蒙上了一层从他薄衬衣上带下来的汗雾，量好血压之后，我又习惯性地说道："老爷子，您先去旁边坐一会儿，等您儿子挂好号后可以去第二间外科诊室就诊。"我努力维持着熟悉的流程和语气，只希望能给患者提供更快捷的医疗服务。

"等等，老爷子，让我们的小伙子先带您去做个心电图。"王老师警惕地看了我一眼，又微笑着对老爷子说道。

"这老爷子说了这次疼痛和之前胆囊炎一样，也没有后背放射痛的心梗表现，需要立即做心电图吗？"我小声问王老师。

"做心电图干嘛？我是胆囊炎肚子痛，又不是胸口痛，做什么心电图，我平时身体好着呢，我不做，你们就是想多收我钱！"老爷子有些不耐烦地说道，他一边说着一边疼得倒吸了几口气。

"不想做就不做呗。"我小声地暗自嘀咕。后来，察觉到我也有些不情愿，王老师轻轻拉了我一下，我便停止了说话，我有点不解地看向她。

王老师向老爷子走近一步，温柔地说道："老爷子，您先别急，您现在的情况虽然与之前的胆囊炎相似，但看您那么痛苦，我们很需要排除急性心梗的可能性。您看现在大晚上儿子媳妇陪你来看病了，要是最危险的情况能排除掉，他们也能听您的话放心回去，对吧？还有做心电图检查就在旁边房间，走几步就到，接好线几十秒就做好了，既快速又便宜，而且完全可以在您儿子挂号之前完成。要是真的没有问题，也不耽误您去看胆囊炎，您看行吗？"王老师耐心细致地解释道。

王老师一脸诚恳地看向边上的儿媳妇，儿媳妇想了一下，点了点头，在边上帮着劝劝老爷子："爸，去做一个看看，不耽误事的，反正检查也是可以刷医保卡报销的，不然我们都不敢回去了。"阿婆也在边上说着："做吧做吧，大半夜的，来都来了，做好了，让小的赶紧回家吧。"

老爷子抹不开大家关心，稍微思考片刻后，同意去做心电图，王老师推来轮椅，见状，我赶紧上前，配合王老师将老爷子扶上轮椅坐好，推往抢救室急查心电图。老爷子拗不过，做是同意做了，但嘴里一直嘟囔着："我心脏好得很，肯定没事的。"

我扶老爷子平稳躺好，王老师迅速地打开心电图机、清洁皮肤，拿起电极导联迅速地在他的手脚、胸廓上连接上，可就是那波波折折的心电图图谱在稳定地跳跃在屏幕上时，我和王老师的背心都吓出了一身冷汗——V1～V4 导联的 ST 段抬高，提示了可能存在心肌缺血的可能。

王老师见我欲言又止的样子，大概是怕我说出什么吓到老爷子的话，朝我摇摇手，把心电图结果打印出来，让我赶紧拿着去汇报医生。我也赶紧默默示意让老人的儿子、媳妇到医生跟前去进行沟通谈话。医生对着我和王老师说了一声："先把血抽了，开通静脉通路。"

看得出，老爷子察觉出了一丝不好的预感，从开始的疼痛转变为疼痛中夹杂一丝担忧和恐惧，嘴里仍旧念叨着"我没事吧，我说了我没事的"，只是小声地说着，没有了之前的自信。

我和王老师一边准备用物抽血、穿刺，王老师也一边在安抚老爷子："老爷子，您先不要起来，我们先把针打上，也方便等会儿您挂盐水啊。心电图提示呢有一点点小问题，还需要抽个血化验一下确诊，抽血和挂水都是这一个针尖，只打一针不会太痛，化验也是走医保报销的，您不要太紧张啊。"她一边说着一边轻轻拍着老爷子的手背。老爷子的紧张似乎也减轻了一些，配合地侧身躺在检查的平车上不再反驳。

心电图、心梗五项血结果、心内科急会诊，迅速的一系列的检查和评估后，医生最终对老爷子的病情做出了确诊：急性心肌梗死。接着我们第一时间开通绿色通道启动急性心梗的抢救流程，让患者第一时间口服治疗心梗的药物，联系介入手术间，迅速将他转运到介入室，进行心脏血管的介入再通治疗。

随着医学技术的不断进步，急性心肌梗死或许不再是让人束手无策的疾病，介入手术也成为治疗急性心肌梗死的最佳选择之一。但介入手术的效果和患者预后与治疗及时性关系密切，时间就是生命，早一秒介入开通被堵塞的心脏血管，患者的心脏就少一片心肌坏死，后期的心脏功能就能好一分，而晚一秒却可能随时诱发各种心源性并发症，甚至在数分钟之内危及生命。

幸好这次，在医生、护士的全力抢救下，老爷子得以第一时间在心脏血管的堵塞地方放上了支架，实现了血管的再通，恢复了正常的心肌供血，手术后转入心内科恢复也比较顺利，如期康复出院了。

事后，老爷子的儿子专程来到我们的分诊台，表达对我们的感激之情，那一刻回想起这件事，我仍心有余悸。如果没有像王老师那样的医护人员凭着多年的分诊经验和耐心的解释，老爷子可能就拒绝进行心电图检查，这将导致对他救治的延误，后果将不堪设想。这也再次充分说明了及时的诊断和治疗对于患者的救治至关重要，而优秀医护团队的专业素养和高效工作也是患者康复的重要保障。

作为医护人员，我们每天都会遇到不同性格的患者，这已经成为常态。然而，无论患者处于何种状态，我们都应该理智地管理好我们的情绪，用我们的专业建议帮助患者做出最合适的决策。正如事后我对王老师佩服得五体投地，想向她取取经时，她对我所说的那样："沟通上我们需要及时了解患者的病情和需求，并且因人而异，患者太紧张时需要我们安慰，患者不配合时我们需要深挖一下原因，这样治疗护理时我们才能更好地得到患者的配合，和患者走到并肩作战的路上。"

在处理各种复杂情况时，我们需要的是将理论知识和专科技术、观察能力相互融合，在沟通中总结，在共情中理解，在积淀中成长，这样才能够更好地为患者的健康保驾护航。

旭日暖春，关怀暖心

李小艳　徐莹莹

　　有一种关怀是无私的；有一种奉献是平凡的；有一种爱是伟大的；有一群人是可爱的；她或他，不是亲人却胜似亲人。是否你的生活中也出现过这样一群人？

　　正值阳春三月，春暖花开，阳光透过窗户照进急诊室，暖暖的。

　　我刚结束了一天的忙碌，正和前来接班的护士认真地交接班，然而一阵急促的救护车警报声打断了我们的工作，新的急诊病人被送了进来。我和我的日班同事不约而同地转头扎进了抢救室，和医生一起以最快的速度对病人进行抢救，因为我们都深刻地明白，对于这些急诊病人，时间就是生命。

　　被送来的是遭遇车祸的一家四口。血迹模糊了两位大人的面容，抢救室里充斥着患者急促的呼吸、痛苦的呻吟、刺鼻的血腥味以及小孩恐惧的哭叫声。凭着多年的急诊经验可以判断出伤得最重的是这位年轻的父亲，此刻的他已陷入昏迷状态。而我们的医护人员立刻予以了相关的抢救措施，真正做到了争分夺秒，经过紧张而有序的抢救终于从死神的手里把他拉了回来。

　　而躺在隔壁的妻子，因为伤势只能轻轻偏过头去望向她的丈夫，一滴滴泪珠从眼角滑落，她只是吸了吸鼻子，没有出声。一边是不省人事的丈夫，一边是两个年幼的孩子，她无暇顾及自己，只是喃喃地重复："先救他们。"

　　心思细腻的夏老师一眼便看出了这位母亲的心思，一边轻柔地帮她擦拭身上的血渍，一边呢喃似的抚慰，一瞬间，万籁俱寂。夏老师的话仿佛具有神奇的力量，这位母亲渐渐平静下来，放下心配合我们治疗。我不知道夏老师和那位母亲说了什么，但我想，真诚本身就具有强大的抚慰人心的力量吧。对于急诊来说，一分一秒何其珍贵，每个人都在冲锋陷阵，但是夏老师却在不影响救治的情况下，停下来，告诉这位母亲："别害怕，你可以。"

　　抢救室的另一角，是那两个有点让人束手无策的孩子。似乎没有从刚刚的恐惧中缓过来，又似乎是面对如此陌生的环境有些害怕，大的孩子在不停地叫喊着"妈妈"，小的孩子才五六个月的样子，涨红了脸在哭闹。

　　想到之前孩子母亲的话，高护士给大的孩子喂了粥，这个孩子才慢慢地安静了下来。而小的孩子还在哺乳阶段，已经好久没有喂奶了，这可难为了我们。此时楼上的杨护士下班刚到家还没有来得及给自己的宝宝喂奶，听说抢救室有一家四口受伤，其中还有一个小宝宝没奶吃，便急着特意从家里赶过来。同样身为母亲的她忍不住红了眼，紧紧地抱着这个小的孩子，给他擦干泪水，给他喂奶，像对自己的孩子一样守护着他。而吃饱了的小家伙终于露出了天真无邪的微笑。

　　庆幸这一家四口结局是美好的，因为抢救及时，病情相对稳定，都转到相应的科室继续救治。这只是急诊科很平常的一幕。门外，救护车的警报声再次传来，我和同事相视，随时准备好进入下一场战斗。在急诊科，医护人员用他们的精心、耐心、爱心，帮助病人分秒必争地和死神赛跑，对任何一名患者都决不轻言放弃，以拳拳之心、临危不乱的态度、精湛的技术驱散患者肉体的痛苦与精神的折磨。

　　时隔数月，我再次在急诊见到了那位母亲，我一眼便认出来："你不是……"她眉眼弯弯，容光焕发，若不是脸上还未消的瘀青，还真看不出她数月前遭遇了不幸。她告诉我，她们全家已经出院了，这次来是特地为了跟我们说一声谢谢。说罢，拉了拉身边孩子的手，小朋友一脸烂漫，用充满童稚的嗓音甜甜地喊了一声："谢谢阿姨。"一股暖意涌上心头，我看了看窗外长满新叶的树木，心想，果然是春天了啊，暖暖的。

其实，每一位医生、护士，都是一个平凡的人，正是因为平凡，所以懂得患者在痛苦时需要什么，是一句安慰，一个拥抱；而她们却又是不平凡的，他们在冲锋陷阵的同时给予你温暖的力量。患者面对他们如同春木谢江水，汲之则生，生之则茂，而他们却如同江水过春木，长信前路，尽向东流。

第七篇
点亮生命的灯光

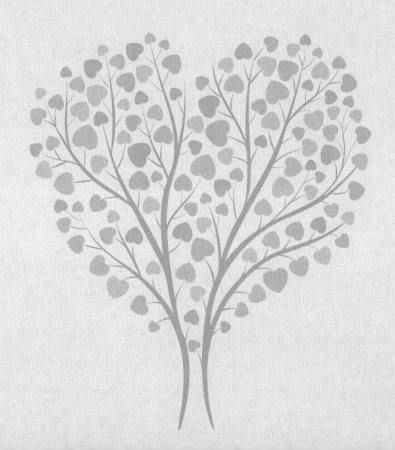

无畏暗夜，逐光而行

赵婉婷 瞿赟一

"小周，我们这么多人，这么多天，为了救你花了这么多的精力，就剩最后一关了，想想你的女儿，这么小见不到爸爸；想想你的老婆，每天在外面哭，你想不想好起来？你能不能好好配合？我们不是在害你，就差最后一步了，你得靠你自己！"那是我第一次看到老师朝病人这么凶，我印象中的同事老师们都和蔼可亲，对待来我们科的患者都爷爷奶奶地一声声呼唤着，相处时充满着无限耐心，唯独对这个病人不同。

小周，三十几岁，有着近三百斤的体重，患有睡眠呼吸暂停综合征的他因为肺炎在家中晕倒，被送到我科紧急救治。尽管已给予气管插管呼吸机辅助呼吸，但是氧合仍然不好，医生决定给他俯卧位通气。然而小周体重大，平躺着床都快铺满了，牙垫的系带都不够固定的长度，实施俯卧位的难度不是一星半点，最终我们只能选择大侧卧位。

因为过度肥胖，改变体位带来的效果是微乎其微的，小周的氧合并没有改善，我们的重症医疗团队当机立断决定 ECMO 治疗。ECMO 能给小周带来生的希望，但也给我们的医护团队带来了新的挑战。就像在黑夜中探索着前进，每一丝的光都是奋力追逐的一线希望。

入科后第 17 天，ECMO 成功下机，医生们决定减少镇痛镇静药剂量，尝试每日唤醒。前两次的唤醒并不是那么顺利，减少了镇静药剂量的小周极度烦躁，庞大的身体在床上剧烈地挣扎着，床栏也被他挣脱得摇摇欲坠，几个老师都按不住他，他身上的每一根管子都关乎性命，牵动我们每一个人的心。然而刚醒来的小周仿佛并不能理解我们的意思，他仍然剧烈反抗来表达他的不安，他的眼睛充满恐惧地望向四周，拼命地摇头晃脑，企图挣脱气管插管带来的不适，而我们只能选择再次加大镇静药剂量让他安睡。

持久的镇静状态并不有利于小周的康复，当再一次唤醒小周，他依旧挣扎后，就发生了文章开头老师"爆发"的那一幕。

不知道是不是被语言触动了，小周仿佛突然听懂了，眼神变得清明起来。慢慢地，他可以通过眨眼来表达自己的感受，也开始配合我们的翻身，甚至可以在不约束的情况下继续使用呼吸机辅助呼吸，经过他病床的医生、护士和护工都能时不时收到他竖起的大拇指。

"想不想看电视啊？每天躺着看太阳升起又落下会不会有点无聊？"那天我突发奇想问了下小周，小周激动地点点头，但是随即动了动手表示自己没有力气举起手机。"我给你想个办法试试啊！"他眨着眼睛疑惑地看着我，见我忙忙碌碌地用塑料袋把平板电脑吊在床头，虽然不能微笑，但是眼睛弯弯地又冲我竖了个大拇指。

小周的第一次下床活动也是我负责，他一开始不太好意思，眼神里充满了歉意，在写字板上写下"你轻，我太重，扶不动，麻烦"。我笑着鼓励他："你放心，我们遇到过很多病人，有比你还重的呢，我们很有经验，你好好地配合我们，相信过几天就可以自己走路啦！"护工师傅扶着他的后背，我和一个同事慢慢地搀起他，另外一个同事在前面扶着，终于迈开了沉重第一步的小周显得激动无比，像个蹒跚学步的小娃娃一样兴奋，眼神激动地望向我们，好像在无声地说着感谢。

入科后第 30 天，小周气管切开堵管成功，顺利出院。我永远忘不了出院那一天，三十多岁的大男人眼含热泪地说道："谢谢你们，谢谢你们，给了我又一次生命。"我们只不过在做自己的本职工作，却让一个原本陌生的人充满了感激。康复从来不是患者一个人的事，患者与医务人员的双向奔赴才能赢得最好的结局。

如果把治病救人当作信仰，那么无论在这条路上经历了什么挫折，我们都能走下去。就像在黑夜中追逐光明，哪怕只有一点微光，都是我们竭尽全力的意义。对患者来说，在重症监护室的日子，可能就是生命中最黑暗的时刻，每分每秒都在与死神殊死搏斗。对医务人员来说，在重症医学科的坚守，是坚守生命的最后一道防线，是点亮黑夜中最后一道微光。

身在井隅，心向星光。在医学的路上，故事的主人公，不仅仅是小周，还是你，是我，是每一个无畏暗夜，逐光而行的人。

别样的温柔

吴晓婷　施静逸

　　她身着白衣，脚踩一双白布鞋，双手素净；她转身回眸间，嘴角总带着那一丝温柔；她在产房工作已二十年有余，虽然岁月在她眼角留下了些许痕迹，却改变不了她那一颗温婉的心。

　　她就是产科的朱老师，而我们一直称呼她为"朱妈妈"，因为她拥有和母亲一样的温柔。至今，我还记得第一次遇见她的情景。当时，产房里的一位胎膜已破的产妇需要绝对卧床，不便进食。我刚进入产科，途经待产室时，透过门缝，恰巧看见了朱老师抬起汤勺，正在给那位产妇喂饭。那一幕，让我深深地感受到她的耐心和体贴。

　　朱老师的表情总是柔和而温暖，她的眼里总闪烁着慈爱的光芒。当她走进产房，她的笑容会让整个房间变得亮堂起来。被她殷切地关怀关注着，被她雷达般精准地观察保护着，听着她轻柔温暖的声音，产妇们总能感到无限安心。

　　我观察过她和产妇们的谈话，她总会耐心倾听她们的疑惑和担忧，细致解答她们的各种问题。她用亲切的语言鼓励她们，教导她们正确的呼吸方式，让她们在分娩过程中能够更加放松和舒适。

　　朱老师的温柔付出不仅仅是在产房里，对我们更是如此。朱老师经常会早早地来科室，给我们带些自己做的早饭，生怕我们这些小姑娘早上来不及吃早饭而伤了身体。

　　记得有一次我和朱老师一起上班，那天我们遇到了一位年轻的产妇，宫口已经开全了，但她的情绪却完全失控了，宫缩的疼痛让她在床上不停地挣扎。朱老师蹲在床边，紧紧握住她的手，温柔地说道："别怕，你一定能行的。我会一直陪在你身边的。"

　　这时，宝宝的胎心急速下降，只剩下每分钟 90 次左右。朱老师的眉头紧皱，她立即叫来医生，他们迅速组织起来，给产妇吸氧、补液，并协助她转到左侧卧位。宝宝的胎心恢复到正常范围，但产妇仍然无法配合用力。

　　我们尝试了各种办法，包括让她的丈夫陪伴在她身边，希望丈夫的陪伴能给她带来些安慰。然而，她仍然无法镇定下来。当各种措施都无效后，朱老师突然对她大声吼出："你还要不要这个宝宝？"这还是我第一次看到不一样的朱老师，不同于以往她的温柔。那时也许只有我看清了朱老师眼眶中布满了血丝，严厉的语句伴着她的脸上紧张的表情逐渐消失在空气中，取而代之的是她满心期盼转危为安的神情。

　　产妇一下被朱老师的呼唤所吸引，她突然渴求地望向朱老师，一时间神志似乎清醒了不少。她不再剧烈挣扎，努力安静下来，似乎终于愿意开始配合朱老师的指导了。朱老师赶紧牢牢握住她的手，鼓励地说："做得很棒！你可以的！"

　　"加油！再来一次！""再来一次！""再来一次！你已经很接近成功了！"……

　　早已满头大汗的产妇努力地睁开了紧闭的双眼，跟着朱老师的鼓励节奏一次次鼓起了勇气进行发力。

　　"13 点 28 分，一女婴，3200 g，恭喜啦！"

　　望着朱老师手中的小生命，产妇热泪盈眶，不好意思地说道："还好你们刚刚训斥我，不然我也不会为了宝宝坚持下来，真是对不起了！"也许作为母亲更能理解一个妈妈的心情：什么都没有宝宝重要。

朱老师笑着说："没事儿，这是我们的职责，应该的。"

事后我问朱老师："您刚刚那样吼她，虽然是出于好心，但不怕被他们投诉态度差吗？"

朱老师答道："我那会儿只担心她这样吵闹下去会危及宝宝的安全，至于其他的来不及多想，在我这儿，宝宝的安全才是第一位的。"

都说产房是个高风险的科室，助产士不是医生，却承担着跟医生一样的风险；我们是护士，却担负着比一般护士更多的责任。朱老师的家境很好，其实完全可以换份简单轻松的工作，但是她却选择了留下来。

我问过朱老师当初选择做助产士后悔吗。她跟我说，有过彷徨，但是她忘不了第一次跟随老师上台接生时的慌乱无措，忘不了第一次缝 EP 伤口时的小心翼翼，忘不了第一次托起新生命时的激动不已。现在二十多年过去了，对于朱老师而言，助产已经不是工作，而是她生活的一部分。

这一刻，我想起朱老师抬起汤勺的那一幕，想起她急产妇所急的那一幕，原来她那有力量的温柔早已深深地烙在了我的心中。

携上那一抹追逐日光的坚强

尤敏佳

她叫小文，年仅七岁的她不幸被诊断为卵巢恶性肿瘤，稚嫩的脸庞丝毫没有感觉到死神已向她挥舞出可怕的魔爪，她是那么天真，那么无邪。

手术前的几天，她常常喜欢来到护士站，问我们要支笔，拿张纸，认认真真地画画，画好后就高举着给我们看她的杰作。每当得到我们的赞扬时，那红扑扑的小脸蛋瞬间便乐开了花，看着她那快乐的样子，我们谁都不敢相信面前这个活泼可爱的小女孩会与住院证上那可怕的诊断画上等号。

"阿姨，我画的五星红旗好看吗？过完暑假我就要上一年级了，听说小学里天天要举行升旗仪式，我们要对着漂亮的国旗敬礼。""姐姐，你喜欢花吗？你看我画了好多漂亮的花，送给你！""阿姨，你看这是飞机，以后长大了我要坐飞机去好多地方看不一样的风景。"每次听到她那一串串纯真的言语，我们的内心都忍不住一阵阵伤感，她的那些美好愿望，可能都只能成为愿望了。

小文手术那天，我细心地为她换上了一件崭新的病员服，瘦小的身躯穿在过膝的大病员服里显得格格不入。

"小文，你要勇敢，等你从手术室回来，阿姨送你一只可爱的小兔子绒毛玩具好不好？""小文，前几天你送给姐姐你画的花，你去手术室乖的话姐姐送你一束漂亮的鲜花好不好？""小文，你最喜欢的维尼小熊宝宝和我们一起在这里等你回来哦。"大家你一言我一语，仿佛都想把最好的安抚和祝福送给她，期盼她在手术室不要害怕，期盼她手术一切顺利。

她妈妈抱着她，轻轻抚摸着她的小手，虽然眼中闪现着抑制不住的泪光，但还是努力挤出一丝微笑，轻轻地抚摸着她的小脸，柔声说道："宝贝，看阿姨们姐姐们都来给你加油，妈妈相信你一定会很勇敢的。"

"对，我们只是去手术室睡一觉刀就开好了，再输两天液就能回家了。你看奶奶这么大年纪都不怕，你一定比我更勇敢。"隔壁床的阿婆也鼓励道，小文乖巧地点点头。

我护送平车上的小文前往手术室，她那冰凉而又略带颤抖的小手一路上都紧紧拽着我的手，到手术室门口，平车停住。她突然从床上爬起来，想靠我更近一些，她深吸一口气后，目光清澈而坚定地看着我，对我说道："阿姨，我不怕疼，我会做个勇敢的好孩子。"刹那间，泪水模糊了我的视线，这是一个多么坚强而勇敢的孩子！我一把紧紧地抱住她，生怕懵懂的她会读懂我内心的担忧和无奈，也希望能把多一些爱和力量传递给她。

再见到小文时，她已经从全麻中苏醒，谁都没想到这小小的身躯能承受住如此大的手术。从手术室回来，我们都拿出了早就准备好的礼物，有美丽的鲜花，有漂亮的布娃娃，还有很多故事书。她见到我们第一句就是："阿姨，我是不是勇敢的孩子？"我们都集体竖起了大拇指："你是我们见过的最勇敢的好孩子。"听到我们的夸赞，苍白的小脸上浮出了灿烂的微笑，继而又用稚嫩的声音轻轻说道："没想到做手术和过生日一样，会收到好多礼物，真开心。"

接下来的每一天，小文都在坚强地配合我们治疗，害怕打针时就紧紧抓着妈妈的手，再把头埋进妈妈怀里，做好这一切，又用很大的声音喊道："阿姨，来打针，我不怕疼。"吃药觉得苦了，就先舔一口巧克力，然后当嘴巴里都是甜的味道时就赶紧喝药。拆线那天，医生阿姨拿着镊子，告诉她肚子上有很多小黑虫，要帮她捉掉，她就立刻掀起衣服，紧闭着眼睛，轻轻地央求道："阿姨轻点，小虫子可能也怕疼。"

为了给小文更多的鼓励，我们都变着花样给她带好吃、好玩的东西，我们只希望我们这些微小的付出能让她在住院的这段日子里尽可能地快乐，让她感觉到治病的时光并不是那么难熬，也可以是温暖的，幸福的，也可以是充满爱和希望的。出院那天，很少哭泣的小文哭了很久，她说她喜欢这里的每一位叔叔阿姨、爷爷奶奶、哥哥姐姐，她回家后要画很多画，来送给我们每一个人。

或许稚嫩的小文还不清楚自己即将面对什么，但是应对眼前各种未知的疼痛和恐慌，她表现出了超越成人的勇敢和坚强，原以为是我们在努力帮助她追逐日光，拥抱希望，但是勇敢坚强如她，她俨然已活成了照亮我们内心的一道强光。我们感谢她给我们带来的光和热，也衷心希望在医院内、外的不同角落，我们能同她一起，携上那一抹追逐日光的坚强，在各自的人生轨迹上继续稳步前行。

拥 抱

吕 会 徐莹莹

"抱抱她吧。"我说。

抢救车上堆满的药瓶，我和医生浸湿的后背，都是与死神斗争的痕迹。在将近一个小时的抢救后，心电监护仪依然显示的是随着按压出现的不规则波形。我深吸一口气，轻轻地将留置针管路和电极片撤下，回头望了一眼身后那个满眼通红的女人。她的刘海胡乱地贴在额头上，脸上还有未干的泪痕。此刻，她似乎显得比刚才平静。她的眼神越过我，直接落在床上的小女孩身上。"陪她一会儿吧。"我搂了搂她瘦削的肩头，轻手轻脚地离开房间。在掩上门的一瞬间，我听到了破碎的声音，破碎的抽泣，破碎的女人，破碎的家庭。残留的余光里，她轻轻将女儿搂进怀里，嘴唇贴上她的额头，右手在小屁股上轻轻拍着，就像一个普通得不能再普通的午后，母亲温柔地哄睡她的孩子。

"滴-滴-滴"，抢救室里还未来得及关掉的监护仪依然在响，却无法打扰这位母亲。她沉浸在自己与女儿的世界里，用力地感受着最后的温存。我想开口安慰，却发现语言在此刻过于苍白。望着手足无措的母亲，我上前一步，张开双手圈住了她，却似乎打破了她的心底防线，她开始崩溃大哭。我感觉到肩头的工作服慢慢被一股热流浸湿，我不敢动，我知道此刻她需要我。"我早就知道会有这一天，但我，但我，还是不能接受……"她的悲伤浸透了整个房间，我看见医生悄悄背过身，抬手抹了抹眼睛。除去母亲的身份，她也只是个二十几岁的年轻人啊，此刻她的心里在想些什么呢？从十月怀胎满怀期待，到初为人母沉浸喜悦，从确诊先天性心脏病的恐惧，到咿呀学语的惊喜，这一路走来，该有多地艰辛啊！本是年轻的生命，却在短短两三年间饱受人间沧桑。"我曾经对你的到来满怀期待，殊不知为日后的悲伤埋下了这道伏笔。"

写完抢救记录，回忆之门也随之打开：这是一个扩张型心肌病、重症肺炎突发恶性心律失常的患儿，因为心功能一直不好，这个两岁的女孩子生长发育都没有达标。来办理住院的时候，医生反复劝导她们，由于肺部炎症影响了呼吸功能，很容易出现痰多、低氧血症，甚至心律失常，而低氧血症又会导致心脏负荷的加重，从而引起心功能受损甚至衰竭，建议转上级医院治疗。医生一脸严肃，而小女孩乌黑的瞳仁滴溜溜地转，似乎充满了好奇，左顾右盼地张望。

或许是久病成医，她们早就知道了风险所在，家属还是选择留下来继续治疗。似乎是在恨上天的不公，她不满的情绪都表现在了脸上，发泄在每一次的沟通中，焦虑、矛盾、不耐烦……患儿因为比较小，心理反应不能通过言语表达，对于住院的情绪反应比较小，在每一次的护理操作中，我们温柔的话语、轻柔的动作都能成功将这个小宝贝逗笑。我知道家长的情绪和配合度与患儿疾病的恢复密切相关，所以我们护理的对象，不仅是孩子，还有家长和家庭。为了保持安静，减少哭闹引起的机体耗氧量增加，我们给她选择了就近的双人间，每天除了必要的治疗护理外，我和组长都会花不少时间去陪陪这个妈妈，问一问孩子的吃喝拉撒睡，给宝宝一些抚触、搂抱，玩一些简单有趣的小游戏。在与她们的相处中，我觉得我仿佛是她们中的一员，感受着她们的喜怒哀乐。

住院的第四天下午，小女孩有阵性的哭闹，安慰后也能浅浅地睡去。渐渐地，安抚也无法止住她的哭闹。她吃奶量比平时减少，呼吸开始急促，尿量也开始减少，汇报医生后我们立即将她搬到隔壁的抢救室，遵医嘱用药，心电监护。监护仪上心率逐渐下降，小女孩逐渐无力的哭声，我和医生脸上越发严肃的表情，似乎都在提示着这位母亲某个不好的结局。她突然爆发出尖锐的哭声，她双手掩面，大滴的泪珠从指缝间溢出。哭声里是否认，不甘，不舍。渐渐地，她安静下来，通红的双眸仿佛失去了所有的光芒，只是呆滞地望着小女孩的方向。

"抱抱她吧。"我说。

仔细、仔细、再仔细地观察，积极迅速地抢救，却终究也斗不过这个进行性加重、死亡率高达半数以上的扩张型心肌病。尽管有专业的知识、丰富的经验，我们似乎也早就预知了小女孩的结局，但仍旧和那位可怜的母亲一样，在心底渴望奇迹的发生。

时间如白驹过隙，时光的打磨使我已经记不清楚太多的细节，但那位母亲趴在我肩头痛哭时的无措，她怀抱女孩的无助，永远令我动容。事后，她来医院为小女孩办理相关事宜，她用沙哑的嗓音轻轻说了句"谢谢你的拥抱"。她的声音像羽毛，却重重地落在了我心里。我盖章的手一颤，继而抬头用微笑回答了她。每每回想起此刻，我都诧异于我竟能为那位母亲提供那样的情绪价值，那句"谢谢"足够温暖我的整个职业生涯。

其实，书本上所有的人文关怀很简单，简单来说便是"见彼苦恼，若己有之"。当患者与家属痛苦地来见你，陌生的环境，无法阻止的疾病进展，巨大的生理和心理压力将他们变成了火炉上被炙烤的水壶，表面看似平静无波澜，内心却早已沸腾不安，随时便会突破那道桎梏爆发。我们需要做的，往往就是为患者与家属打开一个宣泄口，给她一个拥抱，让她有机会再给她一个拥抱。

波涛已至，樱花仍开

张缘懿　吴　燕

"海啸虽然来过，但樱花还是开了。"这句谚语常让我内心充满力量，每当心烦意乱的时候，它总会给我的生活和工作指明方向，在孤独迷茫时，它是明灯，照亮了前行的道路，在沮丧失望时，它是号角，激励我斗志昂扬。

夜色笼罩着房屋，远处天边的月亮显得朦胧，窗外的树影婆娑，午夜的科室伴随着微弱昏暗的灯光，总是显得那样的寂静。我时常独享于这样静谧的时光，偌大的病房不再充满了嘈杂，不同于白日的喧嚣，夜里的病房散发着特有的温柔。不同于往常，今晚的夜色我与他共享。这是我与他近期无须言语的默契，他有时会出现在我正马不停蹄的忙碌时刻，他有时会出现在我忙碌结束后的悠闲时刻。

他是谁呢？他是一位膀胱癌行膀胱全切术的患者，60岁。最近他常常会在夜间出来走动，偶尔会陪同他一起的是他的妻子。我想或许对他而言，夜晚的寂静才是专属于他的康复时间。每次他踏出房门的时候，会习惯性地先抬眼看一下病房走廊上方的时间，我总会轻柔地问候一下，他也会一笑回应，然后在妻子的搀扶下，在走廊里走上一圈又一圈。

你听，"吱呀"的开门声在这寂静的半夜时分虽显得尤其突兀，却仿佛是我与他之间的暗号。午夜时分，任何的一点声音都会被放大，我似乎听到了远远传来的轻声的闷哼，却又不分明，我看着他和妻子一同踏出病房，脸上仍挂着浅浅的笑容，习惯性地问候了一句，我继续忙碌着，他也开始了今夜的任务。慢慢地走了一圈，在我尚未忙完之时，他们就回到了病房，我还暗自奇怪于今日的短暂，又想想，或许今天的他太累了吧。

一间一间房间，一个一个病人，我仔细巡视观察着。来到他的房间，床头微弱的灯光笼罩着他，一旁的陪护椅上是他那满身疲惫、早已安然入睡的妻子，我又好像听到了他小声的闷哼。我自诩是一个感性的人，情绪丰富，对世界、对他人的感知都很敏锐。

"李叔叔，你有哪里不舒服吗？"我轻拍了一下他的肩膀，柔声地问道。

他似乎吓了一跳，身体轻微抖动："没关系，刚刚肚子上的伤口有些痛，走了一圈好一点了。"他朝我笑了一笑，还示意我声音放低，希望不要打扰到睡得正香的妻子。

"觉得不舒服了要跟我说哦，不要逞强，早点休息吧。"我帮他把床头的小灯关掉，整个房间又陷入了黑暗，唯有我手里的点点微光。

"你看，我是多么细致和贴心啊，他只是有一点点疼，就被我发现了。"我还沾沾自喜地想道。

没隔多久，"吱呀"的开门声又一次传来，他再次迈出了病房。而这一次，他的妻子没有陪同一起，他仍是朝我笑了笑，和之前一样。我的心头闪过一丝疑虑，不过今夜的我确实分身乏术，一刻不停，这一丝疑虑很快也被其他的事情冲淡了。

又走了一圈后，他缓慢地朝我这边走来，看着我手里不停地敲击着键盘，他问候着我的忙碌，我也只能向他无奈地笑笑。我想起了他先前描述的疼痛，又问他现在感觉如何，评估着他的疼痛程度。他看看我，笑着摇了摇头，说着还好。我仔细地端详了他的神情，看着他面容舒展，并未有痛苦模样，也放心地与他道别，让他回房间休息。

天边慢慢出现了微光，晨曦划破天际，将夜幕撕裂，瑰丽的朝阳冉冉升起。病房里又恢复了白日的喧闹，患者和家属陆陆续续地起床，有的洗漱，有的散步，有的去买早饭。我也站起身来伸了个懒腰，缓解一夜的疲劳。

这时，他的妻子一路小跑地来到了护士站，面色焦急，慌张地对我说道："小张啊，实在是不好意思，老头子其实痛了一晚上了，刚开始他觉得还可以忍受，我也就安心睡下了，谁知道他后来又痛得更厉害了。他还想着再忍忍，也没同我讲，现在整个人痛得缩成了一团，麻烦你去看看他吧！"

我的内心像被什么东西击中了一下，夜里一切的反常在此刻都有了答案，我暗暗后悔为什么没有及时察觉。我快速走向他的病房，看着他蜷缩在床上，心头堵成一团，难以言说，更多的还是对自己的责怪，怪我不够细心，我要是能够再早一点发现，他也就不会痛得这么厉害。

"李叔叔，你现在感觉怎么样？"

"没事没事，不太疼。"明明痛得眉头紧锁，面容痛苦，他依旧安抚着我们。

"哎哟！都跟你说了痛要喊的，你这老头子怎么不听呢！"一旁的妻子看着他这副模样，心疼得不行，语气都急躁了起来。

我赶紧给李叔叔简单检查一下，当我的手碰到他肚子的时候，他明显地缩了一下，我知道他肯定疼得厉害，便立刻打电话给值班医生汇报。

"阿姨，你也别着急，我看了一下，就是切口那边的缝线稍微拉得有些长了，拉力大了些，所以李叔叔才觉得不舒服的，我已经通知医生了。"

看着用药后缓解的李叔叔，妻子原先紧蹙的眉头此刻也缓缓舒展，拉着我连连道谢，他们还因为麻烦了我，觉得特别不好意思。殊不知满心愧疚的是我，我为夜里的沾沾自喜而感到惭愧，我没想到的是他面带笑容的表情下是疼痛的折磨，我没想到的是他转身离去的背影中是强撑的忍耐。

这个夜晚，因为李叔叔的隐忍，多了一些温情，我知道他看着忙碌的我，怕会麻烦才强忍着疼痛不说，却同样因为他的隐忍，让我感受到肩上沉甸甸的责任。"以患者为中心，关心、爱护每一位患者"从来都不是口号，更不是自我感动，这需要我们护士用心去守护、去关爱每一位患者，陪着他们去应对生命中的海啸，陪着他们迎接复苏后的生机与花香。

生命之光

刘海娟　吴　燕

　　早春三月，时晴时雨，乍暖还寒的季节，晨光透过薄薄的雾气在树木间隙中穿行。寒气浸润衣衫，瑟瑟寒风从绵长小巷朝我涌来，我骑着小电驴穿梭在淅沥小雨中，任由雨水打乱发丝。这糟糕的天气依旧挡不住我的好心情，一路哼唱着不知名小调，来到了温暖的病房里，元气满满的一天从和各位患者亲切的问候早安开始。

　　刚做完晨间护理回到护士站，就远远听到主班老师呼唤着我的名字，"难道是要收病人的预感"萦绕在心头，我赶忙跑了过去，果不其然，有一位急诊新病人。我默默感叹道："这元气满满的一天要变成是忙碌满满的一天咯！"不经意地一瞥，我却看到了一个熟悉的名字，抬眼一看，竟然是我们的老面孔——朱爷爷，一位前列腺癌骨转移的患者。

　　我看着他步履沉重虚弱地走到护士台，赶紧扶着他坐下，一时间心里五味杂陈，仿佛有块巨石压在胸口。看着他疲惫的面容、乏力而又无神的双眼、日益消瘦的身体，仿佛那被乌云侵蚀笼罩的太阳，散发不出它该有的光芒。我努力地调整了心情，看似轻松地问道："朱爷爷，咱们又见面了，还记得我吗？现在你感觉怎么样呀？有没有哪里不舒服？"朱爷爷艰难地抬起眼皮，语气虚弱地回答我："是小刘啊，记得记得。"缓了一缓，他继续说道："最近两三天胃口很差，感觉力气不足。"环顾了一下四周，却迟迟未见朱爷爷家属的到来，我满心疑惑。

　　我慢慢扶着朱爷爷前去病房，给他安顿好床位，协助他躺下休息，两边的护栏也仔细地帮他拉起来。又迅速地给他测量了生命体征，看着眼前的血压、脉搏、脉氧还算平稳，我心里也暗自松了口气。

　　"您先躺床上休息一会，暂时别下床，防止下床时头晕跌倒。对了，今天家属没有陪您一起来吗？"我还是问出了我心底的疑惑，以往都能看见家属时刻陪伴着他，细心地照料，不知为何今日迟迟还没有见到。

　　"她们今天都忙，家里还有其他的事情，明天就有时间过来陪我了。"朱爷爷回答。

　　"今天是我来负责您，如果需要我的时候，您可以按这个呼叫器。"我把呼叫器放到了他枕头边，以便他伸手就能拿到。完成了入院评估后，想着今天家属都不在身边，朱爷爷的身体又十分虚弱，三餐难以自己解决，我体贴地问他："需不需要我帮您食堂订饭？订清淡一点的粥或者面条，行吗？"

　　"好的，那麻烦你了。"仍是那意料之中的温和语气。

　　细数下来，我们与朱爷爷已经相识三年了，从他第一次发病就是住在我们科。这三年间，他陆陆续续住我们科也有十来次了，尽管每次身体不适，忍受着病痛的折磨，但是从没和我们红过脸，没有发生过一次争吵，并且难能可贵的是他始终保持着积极乐观的心态，从不轻言放弃。在我们心里，他不仅仅是一位病人，更是一位老友。

　　仿佛为了回应我一早内心的感叹，我一刻不停地飞奔于各个病房之中，穿梭于不同患者之间。呼叫铃不停地响起又消退，嘈杂的护士站，匆匆的脚步声，这一切汇聚成了一曲盛大的交响乐，而指针转动着，时间就在这样忙忙碌碌中悄然溜走。

　　忙碌之中，我脑海中浮现了朱爷爷独自躺在病床上的身影，于是立即去看看朱爷爷。他侧躺着，身体背对着门口，一动不动。一时间我脑袋一片空白，紧张害怕充斥了我的内心。我连忙冲过去，呼救的喊声快冲出喉咙口，入眼看到的却是朱爷爷胸廓微弱规律的起伏和面容放松的入睡。那一瞬间，我放松了下来，抚了抚胸口，甚至感觉此刻腿都有点发软，用手点了点自己的脑袋，我为我自己那一瞬间的念头感到发笑。看着他安然地入睡，我便没有继续打扰，替他轻轻合上了门。睡吧睡吧，在睡梦中拂去你病痛的折磨。

果不其然，忙碌如影随形地陪伴着我，从早晨的元气满满到现在的"电量"耗尽，躺在床上的我揉了揉发酸的小腿，却不由自主地想到了朱爷爷。我已记不清这是他的第几次住院了，我却记得他每一次和煦的问候，记得他每一次咬牙坚持战胜病痛，记得他每一次作为志愿者鼓励帮助着病友，记起我们与他相处的点点滴滴。

早春三月，时晴时雨，乍暖还寒的季节，阳光透过软软的白云温暖着大地，透过窗户，一阵阵暖意袭来，萧萧的西北风也转为了柔柔的东南风。我骑着小电驴沐浴在阳光里，任由微风吹乱发梢，感叹又到了放纸鸢的美好季节。

来到病房，一声声亲切的问候，一句句温馨的回应，我也注意到朱爷爷的家属一早就来陪护了。经过昨天的休养和治疗，朱爷爷的精气神明显好转，疲惫的面容消退，眼睛也有神了。我细心地问道："朱爷爷，早饭吃了吗？今天胃口如何？昨天咱们偷懒了，今天可得把您的功能锻炼作业好好补齐了。"他也乐呵呵地回应我："没问题的，小刘，保证完成任务。"看着今天他轻松地和隔壁床的病友聊天了，聊他不易的过往经历，聊他话语里一带而过却让人敬佩的生命力。我坚信，不论是这一次，还是下一次，朱爷爷都会以他强大的坚毅的生命力扛下来，生命的时钟还要延续，生命之光仍要绽放。

当人们用天堂来形容一处风景的时候，那是因为它的秀丽；当人们用天使来形容一种职业的时候，是因为它的高尚。我愿意坚守在这平凡的护理岗位上，接过南丁格尔手中的提灯，默默守护着每一位患者，为黑夜中的他们照亮前行之路，为他们生命的顽强喝彩！

用我的平凡，守护你的平凡

邵镜霖

　　每天清晨，我们问候每一位病友，关心他们的睡眠和疼痛，彼此的人生轨迹开始产生交集。命运就是这样，偶尔我们会感慨它如此平凡，可突如其来的疾病会提醒我们，平凡的生活多么珍贵。

　　那天是个阴天，即使窗帘全部拉开，病房里还是充斥着阴冷的色调。因为不确定手术具体时间，卢叔叔和他的家人安静地等待着，没有催促，没有反复地询问，那份不同于其他人的镇定，让我不由自主地去多关注他一些。在我主动帮他去打听手术时间后，他才略带拘谨地问我："等得有点饿了怎么办？"与医生沟通后，给他挂上一袋糖水补充能量。就这一点甜，让我们渐渐熟悉起来，人与人的亲近就是这样简单。

　　卢叔叔是因"体检发现肝占位5个月"入院，当天准备在全麻下行"右半肝切除术"。他今年刚刚50岁，在交谈中得知，上半年他已经知道自己体检时肝有问题，但那时候他们单位工作紧张，没能按时复诊，这次因为感到腹胀不适到门诊就医。言语中，能感受到卢叔叔的遗憾和紧张，但是家人对他隐瞒了具体的疾病，只告诉他要这个病需要开刀。卢叔叔和他的家人们都努力克制着各自紧张不安的情绪，大家努力地维持着微笑，他还安慰我说："等一会儿没事的，医生好了肯定会通知我们的。"他们害怕过多的询问会给我们的工作增加压力，但他们偶尔压抑不住的一声声叹息，让我忍不住想多帮助他一点，哪怕只是一点点。

　　在术前等待的那段时间里，我试图转移一下大家的注意力。因为我是第一天负责床位，于是我先询问卢叔叔日常的生活习惯，在了解卢叔叔平时有锻炼身体的习惯后，我努力用我的专业知识，向卢叔叔解释术后康复的方法和目的，为他制定每天活动的小小目标书，并且告诉他，接下来的几天，都是我负责他的床位。

　　我尽量让自己的表情和语气轻松起来，不给卢叔叔增加额外的压力，我告诉卢叔叔："我不是站在您对立面的敌人哦，是跟您站在同一个战壕的战友，有任何不舒服或者觉得计划里完成有困难的，都要告诉我，我们可以随机应变，我们一起努力，然后顺利出院！"大概是我魔性的笑声感染了他们，也或者是他们包容着、理解着我的努力，卢叔叔和他的家人每每听到我的宣教，都用微笑回应我。当载他去手术的平车离开病房时，听着卢叔叔和他家人们互相安慰着最多的话就是"没事的，没事的"，想必他们每个人心里都悬着一块巨石，只是不愿再增加对方的负担而不敢多言吧。

　　那天的手术一直到晚上六点才结束。当我第二天去上班时，看到了神色略显疲惫的卢叔叔。身上的引流管让他有些不适应，但是整个人精神还算不错。他说自己感觉很好，夜里睡得也不错，就是出汗有点多。我跟卢叔叔的爸爸一起帮卢叔叔擦身，换了干净的病员服，做好基础护理后，卢叔叔觉得全身舒服多了，只是这一简单的小事，却换来他们一家不住的感谢。

　　上午短暂的休息后，我们开始了手术前制定的康复功能锻炼，深呼吸、有效咳嗽、吹气球、踝泵运动、抬臂运动，每完成一项，都在目标后面打上一个勾。在锻炼过程中，我也密切观察他的面色、疼痛、引流管的情况。卢叔叔的意志力出乎我的意料，他顺利完成了第一天的全部功能锻炼。我问他疼不疼，如果疼痛达到4分的等级，需要尽早干预，他说："有点疼，但是不影响锻炼，你们督促我锻炼都是为了我早点好起来，我要配合你们的工作。"

第三天清晨，当我进入病房时，卢叔叔已经在家人的帮助下完成洗漱和一部分的功能锻炼，并且在医生查房评估后，得到了下床活动的允许。他的第一次下床活动由我在旁协助陪同，后面下床活动基本上他都能独立完成，甚至被我强制要求不可以活动过量。每一步，卢叔叔和他的家人们都积极配合我，有疑问立刻提出，实打实地严格执行术后早期康复功能锻炼，遇到这样配合且要强的病人，真是一种甜蜜的负担呀。

后来当我上中夜班时，他总会到护士站找我聊天，聊他的疑问，聊病房里发生的小事，甚至有时候，他还帮我们解答其他病人的疑惑。看着他每天越来越好，没有比这更开心的事情了。

卢叔叔用他顽强的意志力和执行力，超常规完成了康复锻炼，他没有出现肝切除术后常见的胸腔积液、肺部感染等并发症，在术后第十天，卢叔叔顺利地出院回家了。

那天我在其他病房给病人做宣教，他悄悄地站在我身后，我一回头，他正一脸笑意地看着我。当我看到他身上换好自己衣服的那一刻，我内心充斥着巨大的惊喜，眼睛酸胀而不好意思掉下泪来，我说："拥抱一下吧！祝贺您顺利出院！"我们在病房里拥抱了彼此。卢叔叔总是对我说谢谢，我又何尝不感谢他呢？感谢他对我的包容和理解，才能让我更好地工作，他和他家人的包容与温柔，也深深地触动了我，让我明白，当你以诚待人，别人会回报你更多的真诚和爱。

感谢卢叔叔和他的家人，让我在平凡的工作中找到自己小小的成就感，谢谢他，让平凡的我守护住了他的平凡。

生活中的勇士

戴静雅　陈小芹

神经系统的部分肿瘤恶性程度较高，5 年生存率很低，一旦确诊，预示着生命即将走向落幕，任你有百折不挠的勇气，坚定不移的决心亦抵抗不过肿瘤细胞的生生不息。这也是作为医护人员最不愿意看到的诊断。

那是一个普通的上午，我的床位上来了一位"右额叶占位"的患者，一看年龄只有 48 岁，陪着他的妻子手里大包小包提了一堆东西，我赶紧上前接过他的东西，迅速安排好床位，帮他们把东西放到柜子里，然后进行入院宣教。就这样一来二去，我跟患者的妻子熟悉了起来。完善检查之后，患者家属到医生办公室进行病情沟通。

不久之后，虚掩着门的医生办公室里，隐隐传来阵阵啜泣声。患者的颅内占位从磁共振结果来看，恶性程度高，手术风险大，家属商量后决定先隐瞒患者恶性肿瘤的消息，外请专家会诊手术。

当患者的妻子从医生办公室出来时一把抱住我，没有发出一点声音，可是她颤抖的肩膀和我肩膀处传来的湿意，让我体会到她无声的绝望。一时间，我也不禁眼眶湿了。我把她带到休息室坐下，倒了杯温水给她，就这样安静地陪着她、看着她，直到她全身不再颤抖。她说："戴护士，麻烦你帮我告诉他检查的结果都挺好的，手术完就没事了，刚才，谢谢你！"

手术过程很顺利，患者术后经 NICU 监护后就很快转到了普通病房，拔除了头部引流管，开始下床活动及各种功能锻炼，只是术后脑水肿明显，除了使用脱水药之外，还需口服止痛药物镇痛。但是患者表现得很坚强、镇定，对术后各项护理和宣教都很配合。

然而，上天并没有格外善待坚强的人，到了出病理结果的那天，患者的病理结果显示为高级别胶质瘤。他的妻子虽做好了最坏的打算，但这突如其来的打击还是让她再度泪流满面。作为床位护士的我，只能再次给失声痛哭的她一个可以支撑的拥抱。

"麻烦你帮忙继续瞒着他吧！让他始终以为是良性的肿瘤，总是要给他生活下去的希望啊！"当然，我会全力配合患者妻子的意愿，做好患者的心理护理，让他相信这是一次成功的良性肿瘤切除手术。

她一阵深呼吸调整之后，走回病房的她，若无其事，已经和刚才那个痛哭的样子判若两人。

还好患者整个病程一直很平稳，患者的妻子更是每天送饭，来去满面笑意……直到拆线的前一天，我在为患者喷伤口消毒剂时，听见他和隔壁床病友闲聊："我就是觉得，挺对不起我老婆的，她一个人太辛苦了，是的，她一个人太辛苦了……她一个人太辛苦了……"语气一遍比一遍情意厚重。

一开始，我也没有特别注意，以为他是心疼老婆每天家里、医院连轴转太辛苦，可是，当我看到他双眼含泪的样子，突然意识到，他可能已经知道自己真正的诊断了！

我把病房门关上，坐在他的床边，轻轻地问他："是不是哪里不舒服？"

他声音低沉地对我说道："我的手机可以查到检查结果，从一开始我就什么都知道。"而后，他向我靠近了一些，语气中增加了一丝恳求的急迫，"小戴，我希望你继续帮我瞒着，就当我什么都不知道，既然我家人都不希望我知道病情，如果这么做让他们更放心，那就继续这么瞒着吧，我也可以继续装作什么都不知道。"

此时，我脑里满是欧·亨利的小说《麦琪的礼物》，在旁人看来，这终将是一个事与愿违，甚至是令人遗憾的结局。但是，回想他们的所言所行，不难想象，他们之间相濡以沫的爱情，不就是彼此最珍贵的给予吗？就这样，我做起了他们夫妻之间的"无间道"，在他们夫妻都在病房时，我轻松地告诉他们，患者恢复得很好，很快就可以出院了；而当妻子不在时，我像朋友一样照顾着患者，倾听着他讲述的他和她的故事；当我发现妻子在开水间、在盥洗室目光呆滞时，我会走上前拍拍她的肩膀，或是紧紧握住她的手……

与此同时，我亦深深敬佩患者，也许二十多年的共同生活，让他可以轻易识破妻子在他面前的任何隐瞒和伪装。可是，在他得知了自己的真正诊断和预后以后，他却让这善意的谎言继续，只为了在这互相希望的美好中珍惜彼此的陪伴。或许有些生活中的勇士，就是他们这样。

爱心秉持，清风自来

韩丽娟　金嘉怡

《李素芝：门巴将军》一书中提道，"医生护士要有一颗同情心和一双愿意工作的手，而且这一切要源于心灵深处的爱。"

身为医护人员，细心、耐心、责任心不可或缺。可爱心，就如你对至亲那种发自内心的爱，你的患者得到了多少呢？我陷入深思……无法回答。然而，我在这位高原雪域救死扶伤的将军身上找到了答案。他告诉我们，作为医护工作者，只有当你用同理心去关心患者、爱护患者的时候，他们战胜病魔的勇气才会更坚定，才会更早地康复，同时也会反馈给你同样的爱！

那个夜班，收住了一位肿瘤晚期、胆道感染的患者。入院时高热不退，经过一系列的抽血化验、检查及治疗，患者的体温还是居高不下。家人很是着急，一次又一次地催促复测体温。

在一次体温测量后，他的儿子很是不友善地问我："你们怎么搞的，血抽那么多，检查也做了，药也用了，怎么体温还是那么高，你们到底尽心尽力了吗！"换作以前，被他这么责问，我可能会觉得委屈和难受，而用同理心去换位思考，如果躺在病床上的是我的至亲，打入身体的药水没有效果，至亲面色痛苦，我就能明白他此刻的心情了。

我安慰他说："你先别急，你的心情我很能理解，如果换作是我，我也会很担心……"接着，我用专业知识向他解释道抗生素的效果并不能立竿见影，要循序渐进，并且协助一起给他父亲擦身更衣，帮助饮水，我告知他我们会一直来巡视的，有什么情况也会立即处理的。这个儿子还是很焦急，但是对我的态度缓和了很多。

到后半夜，患者出汗了，体温慢慢降下来了，我也和他的儿子一起帮他换了新的病员服。天微微亮时，他不好意思地说："昨晚是我太着急了，我跟你道歉！"

"我理解！"我们彼此都露出了信任的微笑。

爱是一把火炬，能照亮自己的内心，也能照亮身边正在历经黑暗的人的前路，还能无意间将光亮的种子播撒到远方，为这个世界更添一份祥和。

每个人的一生都会遇到各种各样的不幸。亲人的离去、疾病的缠绕、贫穷的折磨……但是除了你自己允许，没有什么可以把人逼上绝境。

记得病房里有对老夫妻，妻子肿瘤晚期，丈夫在旁照顾，时常看到他们手挽手地散步在走廊里，或一起去买饭，或一起去逛超市，或互相小声地聊些什么，脸上永远洋溢着幸福的微笑。这一幕幕在我们肿瘤科病房应该说不太常见。

我抑制不住自己的好奇心，终于，试探着问他们："您们为什么都老夫老妻了，还能如此恩爱、相敬如宾？为什么知道自己生了肿瘤还可以如此淡定？"

他们夫妻俩都笑了，那个阿姨有些不好意思地说道："还不知道这些就叫恩爱，反正这几十年来我们一直是这么过的。"看着妻子有些害羞，那个叔叔连忙接过话题，笑着说："我们既然成了一家人，彼此就不要去记住或反复提及对方的不好，而应该多想对方的好。既然毛病已经生了，我们也没办法，开心日子要过，不开心日子也要过，而且要是我们相处的时间有了'期限'，我们就更要珍惜着过了，是吧？姑娘！"

是啊！生命总有尽头，绝症缠身的他们都能这么豁达，那仅是俗事烦扰的我们又有什么理由不能学会放下呢？

护士和患者、家属的沟通、对话和询问，看似是对患者病情的探查，其实也是对患者整个家庭的关怀，或许在彼此的互动和了解中，作为提供帮助的一方，我们的护士在抗击病魔的战壕中，也在被自己的患者战友疗愈。

爱迪生说："读书时，我愿在每一个美好思想的面前停留，就像在每一条真理面前停留一样。"我说，用生命去感受护理工作时，我愿在每一个充满力量的场景前驻足，就像在感受每一阵清风也拥有振聋发聩的故事一样。

微笑也是一种力量

纪伯梅　张陆雨

　　有人说，手术室是一个没有硝烟的战场，因为这里是各种急危重症患者最为集中的地方，是医院的中心阵地。尽管手术室在患者的眼中常常显得冰冷而令人恐惧，然而，这个貌似冰冷的环境每天都会上演着令人动容的故事，让人不禁忘却了手术的冷酷，而感受到医患之间的温情交融。

　　记得去年的一天深夜，我们开展了一场急诊腹腔镜下卵巢囊肿扭转手术，病人是一位年仅20岁的小姑娘。她的身体紧张得像琴弦一样，一进入手术室就不停地扭动身体，眼中充满了恐惧，焦虑的泪光不时闪烁，不停地询问着周边的人手术相关的信息，完全不能配合麻醉和手术。手术医生和麻醉医生不断地耐心沟通、解释、安抚，但她仍然无法平静下来。然而，时间紧迫，如果不能尽快进行手术，小姑娘的卵巢可能会遭受不可逆的损害。

　　于是，我轻轻地握住她冰凉而颤抖的小手，用柔和的声音对她说道："小姑娘，你好，我是手术室的护士，你可以叫我护士姐姐。我明白你现在非常紧张，但我向你保证，麻醉医生是非常有经验的，他会确保你不会感到疼痛。只要你能乖乖地和我们合作，睡醒后手术就会结束了。"

　　她的大眼睛紧紧地盯着我，听着我的话语，她慢慢地开始平静下来。也许是因为我的微笑温暖了她，也许是因为我的真诚打动了她，她逐渐开始放下内心的紧张，积极配合我们进行术前准备。

　　然而，她的小手一直紧紧地抓住我的手，仿佛这是她唯一可以握住的救生绳，她不肯放开，她不停地在嘟囔："护士姐姐，你就这样一直抓着我，好吗？"泪水在她眼中打转，她显得如此无助。

　　我轻轻地为她拭去泪水，微笑着对她说："放心，我会一直陪着你的，相信我，当你醒来时，第一眼就会看见我。"就这样，我握着她的手，完成了所有的术前准备，直到她入睡的最后一刻，她那白皙的小手依然紧紧地抓住我。

　　等她进入梦乡后，我才轻轻放开了她的小手，那手也不再如同之前那般冰凉，我轻柔地把她的手包裹在恒温的升温毯里，并在她掌心轻轻地放上一块柔软的布头，让她始终感受到她的救生绳一直都在。一切准备就绪后，手术迅速开始。

　　庆幸的是，整个手术过程进行得非常顺利。当医生在凌晨1点半宣布"小姑娘的卵巢保住了！"那一刻，我们的脸上都洋溢着无比欣慰的笑容，所有的疲惫和倦意都仿佛被一抹清风吹散。

　　一个小时后，小姑娘从全身麻醉中苏醒，她慢慢地睁开双眼，低声地呼唤："护士姐姐！"我赶紧走到她的床前，轻轻握住她的小手，仿佛我们的手未曾分开过。我微笑着问她："疼不疼啊？"她脸上泛起一抹淡淡的微笑："护士姐姐，一点都不疼，谢谢你！"直到她完全苏醒，并被安全地送出手术室，她都一直牢牢握着我的手。整个手术室走廊里也一直回荡着她那娇弱的声音："谢谢你，护士姐姐……"

　　一个月后，主刀医生告诉我，小姑娘术后门诊复查时，竟然一直在追寻手术室的那位亲切的"护士姐姐"。从那一刻起，她们开始调侃我，给我戴上了一个特别的光环——"知心大姐姐"。其实，在这个冰冷的手术室里，隐藏着无数令人感动的故事。手术室的小哥哥和小姐姐无一不怀揣着满腹温情，默默地将最真诚的情感和最无微不至的关怀播散在患者与病魔死神抗争的楚河汉界，不管迷糊中或苏醒时的患者是否还记得他们。

　　有一种职业，只有身临其境，才能理解其中的辛苦；有一种辛苦，只有亲身经历，才能体验到其中的幸福。在无影灯下，我们默默奉献，用坚守去传递爱与温暖，这就是我们，手术室护士！

第八篇
静待黎明的曙光

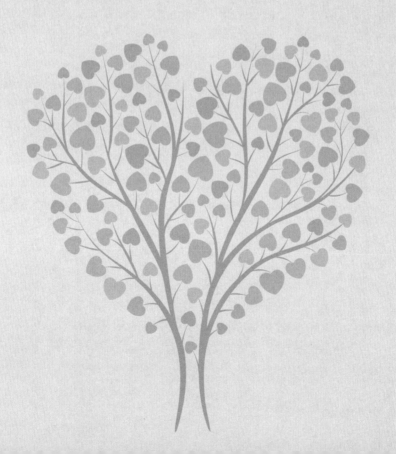

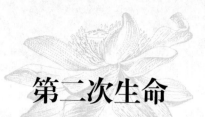

第二次生命

张陆雨

"16岁，车祸，多发伤……"这是我今天负责的病人，小杨。他和妈妈吵架，一个人赌气外出骑自行车的途中，被一辆汽车所撞，不幸中的万幸，他只是被撞进了路边的树丛，树丛的缓冲成了守护他生命的一道堤坝。这场意外虽然没有伤及他的要害，却也给他留下了全身多处的骨折。

在交班时，带教老师告诉我，小杨一直沉默寡言，与他交流什么他都默不作声，或许是他还没有从惊吓的情绪中走出来。我试着以温和的方式接触他，问道："昨晚你睡得好吗？"我的声音努力变得平和，努力让自己看起来更加亲切。但每每换来的只是他沉默地摇摇头。看看他那清秀的脸庞，他散发出的那拒人千里的气场打击得我说不出一句话。如何与他交流，成了一个让我感到无比困扰的问题。

在医生查房时，谈及他妈妈想与他通话的事情，他的回应是坚决的："我不要！"他的声音充满了固执，然而，微弱的颤抖睫毛却透露出他内心的无助与迷茫。我在护理计划中默默记录下一项任务：看样子不光是车祸对他造成的心理阴影，他与妈妈之间也存在一些矛盾，那么该如何解开小杨与妈妈之间的矛盾，以让小杨敞开心扉？

我刚刚大学毕业，与小杨16岁的年龄差距并不遥远。在面对他时，我突然想到了一个与年轻人沟通的独特途径："平时喜欢打游戏吗？"这个问题让小杨的眼神明亮起来："当然了！"三个字脱口而出。接下来的交流变得更加流畅："你也玩这个游戏啊？""那当然，我可是高手！"小杨逐渐重拾年轻人的活力，主动与我交流起来："为什么不能把床头抬高一点？没有枕头我一点都不舒服。为什么要抽动脉血？为什么我的脚要这么悬着？"

看着慢慢敞开心扉的小杨，我耐心地为他一一解答，与他分享医学的奥秘。在小杨积极的配合下，这一天的治疗进展得非常顺利。下班交班时，小杨有些失落地询问："你是不是要下班了？"我安慰道："不要担心，明天早上还是我。"

第二天清晨，我再次问道："昨晚睡得好吗？"这次，我不禁期待着不同的回应。小杨眯着睡眼，朦胧着答道："挺好的，昨天晚上那位护士姐姐给了我一副耳塞，感觉整个世界都变得宁静了不少。"仿佛在这个小小的ICU房间里，他找到了一丝安心。"对了，你能把手机借我玩一下吗？今天有比赛。"小杨突然开口，他的请求意味着我们之间已经建立了一份特殊的友情。

我欣然掏出手机递给他："你有自己的手机吗？"他摇了摇头："没有，但是我妈给我配了一台价值不菲的电脑，配置非常高……"小杨开始滔滔不绝地谈论着，这次他展现出了骄傲和自信，仿佛这些话题能带他走出阴霾。"那你觉得你妈妈好吗？"我轻声问道，渐渐拉近了与他的距离。小杨犹豫了下，然后无声地点了点头。

这一瞬间，我感受到了他内心深处的复杂情感，一种对母亲的爱，以及一份蒙尘已久的隔阂。"你觉得是因为无法解决的矛盾才逼得自己冲动出走吗？"我小心翼翼地追问。小杨举过被子，轻轻捂住了自己的脸，他的声音坦率了许多："没有，我只是没能好好控制自己的情绪，但下次我不会再这样了。"

那个下午，外出检查，当小杨再次看到守候在ICU大门外的妈妈，他的泪水不再受控地在眼眶里打着转。他的妈妈走上前来牢牢握起他的手，他也不再是从前的排斥，此刻这位母亲的脸上满是失而复得的喜悦和庆幸。计划完成，小杨和妈妈的关系重新焕发生机，彼此重归于好！我心底不禁悄悄为自己点了个大大的赞。

不久后，小杨接受手术治疗，顺利转科了，青春期的故事最终收官，以"万幸"的结局圆满谢幕。

"悟已往之不谏，知来者之可追。"第二次生命让小杨变得更加成熟，也让妈妈认识到了有效沟通的重要性。而对我来说，这个故事也让我深刻感受到了心理护理的重要性和必要性。医者，不能仅仅局限于技术性的治疗，更不能忽视患者的心理状态，只有通过关怀和体贴，我们才能赢得患者的信任，引导他们坦诚交流，发现问题，从而更好地为他们"对症下药"。

听　说

施静逸　曾　诚

又是一个闷热的下午，病房的阵阵嘈杂伴随着接踵而来的新病人，让人的心情也跟着烦闷起来。我按捺住烦闷的情绪，如陀螺般"按部就班"地接待着新病人。一个瘦小的孕妇和一个面色黝黑的老妇人突然闯入我的眼帘，引起我注意的并不是她们的瘦小和黝黑，而是她们两个人拎着一个大包被和几个装满行李的塑料袋！

我像往常一样，初步评估，询问孕妇住院的原因、既往史等。令我匪夷所思的是这个"小孕妇"自始至终都双手搓着衣角，异常紧张地盯着我，对于我的提问没有一句回答，甚至没有一个点头或摇头等象征性的回应，反而是她的婆婆一直在跟我交流着。

老妇人说道："医生说宝宝小，胎心监护也不太好，让我们来住院挂挂水长长，观察观察。"我暗叹，话都被自己婆婆说了，这边上的一声不响的"小孕妇"看来又是一个没有主见的人。我对孕妇说："先填一下分娩信息表吧。"她没动，老妇人对着做了几个手势，孕妇才明白了过来。"我儿媳妇听不见，也说不了话，不好意思啊。"原来，她是聋哑人，我瞬间对自己刚才的心理反应无地自容。

胎儿宫内生长受限，需要每日静脉输入氨基酸给宝宝补充营养，促进发育，一般都要住院一周以上。在平时的交流中，我了解到小夫妻两个人都听不见、说不了话。老人家说："可惜了，我儿子小的时候可活泼、可聪明了，都怪我当年没好好照顾他，后来他生了一场大病，智力没有受到影响，但就是听不见声音了，慢慢地嘴里也只能哼道几声。我儿媳妇也是，上小学都会认字了，却因为生病发烧变成了现在这样。""护士啊，我就担心将来他们的宝宝生出来会不会也是个聋哑人，孩子现在偏小，发育不好，会不会有影响啊？"

我安慰道："只要父母的聋哑不是因为先天遗传造成的，产检过程中孩子的相关指标没有明显异常，孩子一般都会健健康康的。现在多补充补充营养，让孩子好好发育，也不用太担心的。""胎心监护怎么样啊？""胎心监护反应好的，我们也会定时来听胎心的，让您儿媳妇一定要数好胎动。"而老妇人也用手语把意思传达给了她。

"现在只能一个家属陪护，我儿子要打工赚钱，没法天天陪她，只能我来陪了。""他们小夫妻俩平时也不怎么需要我来操心，这次正好多照顾照顾。"老妇人有一茬没一茬地说道。

后来，每一次我去那个孕妇床边听胎心、做胎心监护或是其他操作时，她都是以笑脸对我，还会在本子上问我宝宝今天怎么样，胎心监护好不好，大概什么时候可以出院等。

有一天我晚班，她主动跑到护士站跟我"聊天"。我注意到她面带着些许焦虑，于是我问道："你有什么事情吗？"她用手势示意我看她写在本子上的话："护士姐姐，我最近总是感到胃口不好，吃不下东西，但是我婆婆又心疼我，给我做了很多吃的，我怕她担心，有什么办法可以缓解一下吗？"我笑着写下："孕妇在怀孕期间可能会出现食欲不振的情况，你可以尝试多吃小分量的餐食，多喝水，避免油腻和刺激性食物，跟你婆婆说些你想吃的东西试试。"

我看到她继续写着："我虽然听不见，说不了，其他都懂。"

从她紧蹙的眉头和不时的叹息中，我能感受到她内心的不安和焦虑，可能害怕宝宝也是聋哑儿，或是担心丈夫赚钱太辛苦，还可能担心婆婆年纪大，一直照顾他们身体会吃不消。

我于是写道："每个孩子都是独特的，无论发展如何，他们都是我们最宝贵的财富。"她一下子抬起头，露出一双清澈明亮的黑眸，如同乌云散开后的皓月，她激动地点点头，用力将手指敲击着本子上的这行字，然后放下纸笔，开心地向我比划了几个双手合十的动作。就这样我们在一改之前阴郁的氛围中结束了这场谈心。

此后的每项治疗，她都积极配合。巡视病房或是查房时，每每见到我们医务人员，她不再像之前那般的局促不安，也愿意和我们互相点头问好。后来她复查 B 超提示胎儿发育情况与实际孕周基本相符。在她顺利出院的那天，她拿出了之前的那本本子，在上面写了几个字，然后双眼笑眯眯地递给了我。我看着上面写道"谢谢你们"，虽然只有简单的四个字，却让我心里升起了一股暖流。我轻轻地向她答道："应该的，这是我们的职责。"

也许是她的"特殊"引起了我的注意，更多的是她的作为母亲的坚强与勇气让我感动，如一道经过狂风暴雨洗礼后挂在天边的彩虹，给驻足观看她的人以无穷力量。

一再住院的故事

纪田颖　施静逸

清晨 7 点 30 分，我推着护理车，一进入病房就看见了一张熟悉的面孔："丹丹，你咋又被抓进来了？"伴着嘿嘿两声憨笑："主要是想你们了，顺带着胎心监护显示有些问题。"仔细回想，这已经是丹丹第四次住进医院了。

第一次见她应该是今年二月初的时候，那天我临时担任她的管床护士。她是一个说话轻声细语，让人如沐春风的小姑娘。她的第一次住院，是因为肝功能异常被主任"抓"进来的，后面两次住院原因也都大差不差。其实在产科，妊娠期肝功能异常的孕妈妈们并不少见，入院后该挂水，吃药，并没什么特别的。我对她印象深刻，还是源于她第二次住院时的一次跟查房。

那一天，当我走进她的病房时，她已经搬到了科室唯一的两人间。这个房间虽然不大，但至少能提供更私密、更舒适的环境。我走近床边，看到她正坐在床上，双手托着脸，眼神里透露出一种无奈和痛苦。主任走进房间，看着她的样子，无奈地叹了口气，然后轻声与她商量："我们还是建议你去上级医院再看看，说不定他们有不一样的治疗方法，有更好的药呢！一直住在这儿，肝功能指标又一直下不去，也不是个事儿啊！"主任的话音刚落，她的眼睛顿时变红了，泪水在眼眶中打转。她颤抖着声音说道："主任，我哪儿也不去，只要在我们医院挂挂水，指标不往上涨，我就已经很知足了。反正我不出去，也不回家，就待在这儿！"她抬起头，双手互相搓揉着，仿佛在试图抚平她内心的焦虑。

我心里一阵诧异，竟然还有愿意住在我们医院不愿走的？

下午，我走进房间，看她蜷缩在床上，一副哭丧着脸的表情。我走近她，轻声地安慰道："主任也不是故意赶你走，她也是担心你，毕竟你孕周还小。"她抬起头，眼中闪动着泪光，叹了一口气，然后低声说道："小纪护士，我都明白的。在这之前，我已经经历过两次生化流产。这一次怀孕，我从一发现就一直待在上级的三甲医院，全心全意地保胎。他们医生想得到的方法，都为我用尽了。现在，只要不恶化，我就已经很满足了。在你们这里待着，只要知道有你们在看着我，我就安心了。"尽管她的眼神中有着失落和悲伤，但她的声音里也透露着无限的坚定和希望。她的手掌轻轻地抚着自己的肚子，仿佛在和里面的小宝宝达成共识，希望小宝宝也能坚强地支持妈妈的决定。

我轻轻地握住她的手，试图传递给她一丝温暖和安慰。我知道，对于她来说，医院已经成为她躲避风雨的重要港湾。哪有人喜欢住在医院的，而她在这里，不过是因为医院有专业人士的陪伴和支持。于是，我再次认真地跟她强调，一定数好胎动，有任何异常都要跟我们说。她连连点头，住院期间对于我们的宣教和治疗她都在尽力用心配合。

今天清晨，她第四次来办理住院。但到了下午，正巧我在隔壁病房里对其他产妇宣教，突然听见有人在门口一声接一声急促地喊着我的名字。赶忙出来一看，是她。她一脸焦急："小纪护士，怎么办，宝宝这两个小时狂动个不停，是不是有危险啊！"我让她先别急，回去躺好，边电话通知医生，边搀扶她回病房绑上了胎心监护，吸好氧气。见她胎心正常平稳，我才放下心来暂时返回护士站。

可她的胎心平稳不到 5 分钟，护士站的中央监护大屏上她的胎心频率突然出现急促报警，不好，胎心下降到 80 次 / 分！胎心减速！看到这一报警，我赶紧让同事通知医生前往病房，我先迅速赶到她床边，对她说道："快，快，往左边侧躺，宝宝胎心不好了！"她一下慌了神："怎么办？怎么办？"我一手扶着她侧腰，另一手握着她的手："别慌，叫医生了，马上来！"

主任一来，当机立断，推进产房，紧急剖宫产。容不得一丝犹豫，我和同事一头一尾，推着病床就往最里面的产房手术间冲。她苍白着脸，手脚颤抖，但一声没吭。把她搬到手术床上固定好，麻醉师紧急就位，助产士担任器械护士洗手上台，主任和副手穿好手术衣，铺巾手术，新生儿科医生也已奔赴到场，接婴护士准备好新生儿抢救物品。所有人严阵以待，随时准备抢救新生儿。

几分钟后，伴随着一阵最动听的啼哭声，所有人的心这才落了下来。

当她被推出产房时，看见我，虚弱的脸庞上扬起一丝微笑："小纪护士，我厉不厉害？一点都没哭哦。"我朝她竖起大拇指："嗯，超级厉害！"她扑哧一声笑了："哎哟，还真疼。"

出院那天，她抱着宝宝，一家三口来到了产前护士站，满面笑容，依旧还是那个温温柔柔的声音："这么长时间，真的麻烦你们啦，谢谢你们，我终于不用再来给你们添麻烦了。小纪护士，下次再见！"

看着他们一家三口离去的背影，给人的感觉是那么温馨美满，我突然发现支撑自己在护理路上坚定走下去的动力又多了。

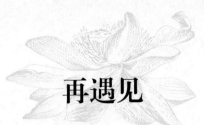

再遇见

季晓成　王奕嘉

咔咔咔，一阵车轮的声音打破了午后的宁静。

"护士，我老婆吐得快不行了，快来给我们挂水。"只见一个男子推着精神萎靡的女子来到了护士吧台。

"她怎么了呀？"我问道。

"她已经三天没吃东西了，一直吐一直吐。"男子边把女子扶到护士台边焦急地说。

"让她睡到病床上，我先给她初步做个检查，再进一步治疗。"我边说边把女子扶到病床上。

经过医生问诊和化验报告的查看，初步诊断是妊娠剧吐。根据医嘱常规进行了补液治疗，一切治疗安排上了之后，正当我要回治疗室时，我听到一阵抽泣。不禁询问道："你怎么了呀？是我打针打疼了吗？"

女子半晌不说话，依然低声抽泣。

过了一会儿，一个很低的声音从被子里传出来："护士，实在是太难了，这个孩子我不想要了。"

我吃惊地问："为什么呀？"

"你看我一直吐吐吐，东西也不能吃，水也喝不了，我实在是坚持不下去了。"

"每个妈妈都是英雄呀，但是成为英雄的过程是很辛苦的，在这段时间里你一定要好好坚持。"我一边安慰她一边把她老公叫到一旁叮嘱道："她现在是最需要你陪的时候。"男子默默地点点头。

经过了一天的治疗，我如往常一样巡视病房，看她闭着眼睛。我轻轻问道："怎么了呀，是昨晚没睡好吗？"

她拉着被角喃喃说道："护士，我实在坚持不下去了，我能不能不要这个孩子了？"

我一边给她介绍饮食小偏方，一边安慰道："都说每个宝宝都是天使，他们出生前都趴在云朵上挑妈妈。其中有一个有个性的小天使觉得你最配做他的妈妈，所以就不顾一切地来找你了，却没有想到他与众不同的到来方式给你带来了一些波折。既然住院了，我们就有了比在家里更多的手段来保障你和宝宝的健康。目前，客观上你们的指标还没有到不能走下去的程度，主观上你的症状和感觉也可以通过一些治疗、饮食和心理疏导的办法来缓解，而且随着时间的一天天过去，尤其怀孕12周后一般人的孕吐表现也会有所缓解。我们要不要再往前走走看看？"

她轻抚腹部，神情有些疲惫地说道："这样的状态不知还要持续多久，就像站在一条没有人烟的小路，路已走了一半，向前进步履维艰，向后退又心有不甘。"我覆上她的手背，温声道："就像大雨之下，积水封住四面的路，我们被困在一地水的中央，找不到下一步落脚的方向。但是我们好不容易才走到这里，不要慌，等雨停了，水散去，出路还是会有的。"她抬起头，看了看我，又看向床边向她笑着打气的老公，被泪水打湿的脸庞终于浮现了一缕笑意，在她眼神里似乎也闪过一瞬久违的坚定。

第二天，我一进到病房，她就拉着我的手说："小季，昨天我听了你的建议，贴了生姜片，晚上我也能吃点水果、喝点蜂蜜水了，虽然还是会吐，但也没有以前那么难受了。"

"对吧，其实你很棒的，我这会帮你去联系一下康复科，看看他们还有没有好的方法来帮助你缓解孕吐。"看着她纤细的胳膊，我不禁感慨，女子本弱，为母则刚，这也是从她入院以来，我第一次看到她笑。

回到护士站，我马上联系康复科医生，试着通过针灸的方法来缓解她的症状。

在输液、饮食、针灸等综合措施的干预下，3 天后，女子渐渐恢复了正常饮食，也恢复了精神，便再也不提放弃胎儿这个话题了。

一眨眼，到了江南的秋天，秋风吹走了夏天的燥热，产房通知说一个产妇分娩结束点名要住在我们科。不一会儿，产妇就上来了，原来就是之前那个女子。这一次的遇见，她不再是垂头丧气，而是笑逐颜开，她满心欢喜地对我们说："你们好呀，我刚和她们说，我要住回 7 区，是这里让我坚定地想成为一个母亲。"

第一次遇见，是缘分，再一次遇见，是积淀。护理工作，就是在每一次遇见和再遇见中，燃烧自己，帮助他人，成就他人，正如江南的阳光，只需要一丝便能温暖整个四季。

我能为你做什么

周海燕

　　"万物各得其所，生命寿长，终其年而不夭伤"。这是古汉语中最早出现的"生命"一词，古人看待生命时淡定、从容的态度值得我们借鉴。于我而言，生命是长达 34 亿年漫长沉寂后的进步，是经历 6 次物种灭绝后的大爆发，是母亲孕育了 6720 小时、忍受了数小时乃至更长时间的无法言喻的分娩之痛诞下的希望。生命如此之重，更值得我用尽手段去挽留，去呵护。

　　思绪翻飞间，忽然忆起多年前那个差点被家人耽误的小女婴。由于奶奶照顾不好，引起了脐部感染，还不想住院治疗，最后感染性休克，差点丢了生命。接孩子入院的时候，奶奶一直在旁边嘀咕："不就是脐带稍微有点脓吗，消消毒就好了，为啥还要住院！押金一交就是三千，医院就是抢钱的！"我朝她看了一眼，忍住了，没有反驳。那段时间，这种吐槽已经是非常客气了。这么多年，别的不敢说，"忍"字诀已经修炼得入木三分。

　　三宝的爸爸一看就是个只知道干活的老实人，脸晒得很黑，毛孔都很粗糙，明明才三十来岁，伸出来的双手却仿佛经历了四五十年的风雨摧残，手上纹路很深，指甲缝里都是黑黑的，一看就是长年劳作留下的印记。"医生……""我是护士，我姓周。"我微笑着打断并纠正他。"哦哦，周护士，宝宝大概要住几天？得用多少钱？"他问得小心翼翼，估计心里七上八下的，担心住院费用太高。我虽然很理解他的想法，但新生儿病情变化快，不到最后一刻，谁也不敢打包票，于是我比较圆滑地回答："这个还说不准，需要一边治疗一边观察，医生待会儿会过来给你讲解病情和治疗计划的。"

　　"我们不想住院，给我们配点药回家吃吃好了。"奶奶从旁边窜过来指手画脚，语气轻飘飘的，根本没拿感染当回事儿。"宝宝感染指标很高，而且又是脐部感染，很容易败血症的。最好还是住院治疗。"我心里其实挺不喜欢她这样的，但还是耐着性子和她解释。"什么败血症？会死吗？又拿听不懂的话吓唬我！"奶奶已经非常不满意了，声音变得尖锐起来。"脐带上是有血管的，宝宝的脐带都化脓了，细菌会直接进入血里引起败血症，严重时会休克死掉的！"知道她不懂，我尽量用她听得懂的话描述。奶奶噎了一下，显然被我的话吓到了。

　　终于寻到了空隙，我赶紧将宝宝抱过来。有句话叫作"好的不灵坏的灵"，我看着手里面色苍灰、全身软趴趴的孩子，顿时着急了起来："孩子休克了！马上抢救！"不再理会被吓得面如土色的母子俩，双手抱着宝宝往抢救室跑。随着我的呼喊，医生、护士全都默契地忙碌起来。医嘱一道道下达，监护、吸氧、扩容……此时，门外的两人已经被彻底遗忘了，我们满心满眼只剩下抢救。

　　大约过了四十分钟，宝宝的病情总算平稳了。我再次来到门口，准备和家长沟通。"人呢？905 床新病人家属去哪儿了？"一看没人，我喊了一声。家属没来，倒把 31 区护士长喊了来，她悄悄和我说："在后面走廊哭呢！你刚才喊得很急，关门声又大，把人吓坏了。""啊！"我尴尬了，快速回想当时的情景，确实不够镇定，由于双手不空，用脚关门时，力道也没控制好，关门的人或许不觉得，但被关在门外的人一定很不是滋味。自那以后，无论什么情况，我必然是用最小的力道去关门。"下次注意。"护士长拍拍我的胳膊，"这两个家属还是挺老实的。""谢谢护士长提醒。"

　　说话间，母子俩互相搀扶着过来了。"周护士，孩子怎么样了？"宝宝爸爸颤抖着声音问我，此时的奶奶已经面色苍白，整个人都在发抖。我忽然间觉得她好可怜，之前那些不好的观感刹那间烟消云散。"孩子抢救过来了，你们别担心。奶奶吓坏了吧？快到这边凳子上坐一下。"招呼着奶奶坐下，我很诚恳地为自己之前的不当行为道歉，"刚才我太急了，把你们吓坏了吧？对不起啊。""不，不，没事的，你也是着急孩子，你是个好人。"万万没想到这样的话出自奶奶的口中，"好人"顿时从头红到脚，羞愧得想挖地洞逃走。

　　之后的沟通就很顺利了，双方都客客气气的，但爸爸依然很紧张。他努力控制发抖的双手，一笔一画在沟通单上签下自己的名字。忽然，他深深叹了口气，抬头尴尬地问我："护士，'父亲'的'亲'怎么写？我忽然忘记了……"他问得很小心翼翼，声音很低，就算隔着半米，我都要很费力才能听清。

　　不知道是过度的慌乱让他选择性忘记这熟悉的字眼，还是应激下他脆弱的神经突然承担不起一个分量如此之重的字眼。"这样写。"我在旁边的纸上写给他看，并使语气尽量平淡，以此化解他的无奈和尴尬。

　　"谢谢，谢谢。"他道着谢，照着我的字，认真而缓慢地将"亲"字写完。等他再抬头时，双眼早已泛红。他说："我真的很愧疚，是我没有照顾好宝宝，让她吃了这么大的苦。"他一只手反复揉搓着额头和双眼，似乎这样就能让眼泪不涌出。我安慰了他一阵，并承诺会尽心照顾宝宝，母子俩才一步三回头地离开了。

　　四天后，宝宝奶奶独自一人来了医院。此时我眼中的她就是一个可怜的奶奶，我微笑着问她："需要我为你做什么吗？""我来问问能不能接孩子出院。"奶奶忐忑地问着，双眼期待地看着我，然而我还是让她失望了："今天医生给她复查过血了，感染指标比原来好多了，但还需要治疗几天。""马上交房租了，家里，钱不多了。"奶奶无奈地说着。

　　这真是……我要怎么接这个话呢？理了理思绪，我安慰她："我和医生反映一下，尽量节省点。""谢谢啊，你真是个好人。"再次被发"好人卡"的我有点无地自容。个人的能力真的太渺小了，明知她有这样的困难，我却无法解决。奶奶走了，我独自站在宝宝床边思索：宝宝，我能为你做什么？你们家经济有困难，但病还得治啊！

　　"在想什么呢？"一道声音将我惊醒，是阿姨来消毒床单位了。消毒！电光石火间，我一下子找到了方向。落实感染的预防措施啊！接下来的日子，我的护理更加细致了，静脉输液、皮肤护理、脐部护理、环境消毒……任何一个角落我都没有放过，严格执行消毒隔离制度。

　　6天后，宝宝终于出院了。还是爸爸和奶奶一起来的。宣教时我反复叮嘱他们勤洗手，多给宝宝洗澡，保持清洁，防止再感染。爸爸和奶奶也吸取了教训，听得很认真。后来，问起他们房租的事情，爸爸告诉我，大家都知道了他们家的情况，房东将交房租的时间推迟了，老板也预支了一个月工资给他，费用问题暂时解决了。

　　这个世界还是好人多，在我们不知道的地方，还有很多人在与人为善。作为护士，我能为患儿和家属做的，就是尽可能细致地观察和护理，尽力去帮助，常常去安慰，让患儿尽早康复出院，让家属更放心。

洗礼重生

陈　阳　周海燕

都说医护人员是病人的救赎。而我，这么多年也一直以救死扶伤为己任。从来没有想过，有一天，病人和家属会成为我的救赎。

记得那时刚刚入夏，接连几天都阴沉沉的，雷声也闷闷地滚过，雨就是下不下来，就像我的心情，沉重而压抑。已经记不得具体是因为什么事情了，只是，那段时间工作上、生活上都很不顺心，加上我又是一个不喜欢述说的人，什么事都埋在心里，情绪特别低落，做什么都提不起劲，有一种很无望的感觉，甚至有点后悔当初的选择。

在那样的境况下，遇到那对父子，是我此生的幸运。

那个孩子是个早产儿，34 周，因为胎心不好，急诊剖宫产出生的，体重只有 1.24 kg。由于胎龄小，肺发育不完善，他一出生就呼吸不好，是医生捏着简易呼吸气囊送来我们科的。接过他的时候，我很清晰地听到了他的呻吟，一声连一声，非常痛苦。"如果出生前你知道自己生后会这么痛苦，你还会选择出生吗？"我痛苦地看着他，内心无比怜悯。

"医生，无论如何，请一定要救救他！"门关上的那一刻传来男子急迫的求助声。我回头看了一眼，那是一个非常年轻的男子，脸上的稚气还未褪去，但他的眼神却很坚定，看着我，仿佛看到了无限希望。而此时的我，除了沉重，只能尽力而为，毕竟，他的前路很艰难。呼吸关、体温关、喂养关、感染关……不知道哪一个关卡没闯过去就沦陷了。

由于早产，孩子肺泡表面活性物质缺乏，很快就出现了呼吸窘迫。按照治疗标准，需要马上气管内注入 2 支肺泡表面活性物质，但这个药费用比较高，我们还担心孩子爸爸不同意，毕竟从他的穿着来看并不是特别富裕。出乎意料，年轻的爸爸毫不犹豫签了同意书。他说："不管花多大代价，只要为孩子好，我都同意。"谈到治疗风险的时候，他又坚定地说："我相信你们！"

这天，我正在给孩子喂奶，忽然，我的手上传来一阵软软的触感，低头一看，是那孩子在轻触着我的手。我将食指靠近他的小手，顺着握持反射让他捏紧。没有接触过，你永远无法想象，那么小的一个孩子，手腕只有我大拇指那么粗，当他握紧我的手指时会有那么大的力量。

他努力抓着我的手，用力吸吮着奶瓶，那是一种生命的张力。"小家伙！真不错！"我宠溺地勾勾他的手，脑海中忽然想起那天他爸爸坚定的眼神。这父子俩真的很像，任何一点希望都会紧紧抓住。

再次见到孩子的爸爸是在周二的下午，距离孩子入院仅仅过去 5 天，我竟发现了他的鬓角上新长出的一缕白发。看到这样的他，我忍不住问："很辛苦吗？""有点。"他朝我含蓄一笑，"不过，想到孩子在独自努力，我就不觉得辛苦了。"我安慰地拍了拍他："我们会尽力照顾好他的。""谢谢啊。"向我道过谢，他继续说道："医生也和我说过他的病情，早产嘛，会有很多的难关。但我不怕，只要心中有希望，努力向前看，一切都会好起来的。"

只要心怀希望，一切就会好起来吗？探视结束了，年轻的爸爸也回家了。他不知道的是，他那随口的一句话，对我的震撼有多大。这些天压在我心头沉甸甸的乌云，突然间被一道光劈开了！回想这段时间遇到的事情，都是鸡毛蒜皮的小事，是我自己一直将它们积压在心里，不肯往前看，才会越来越难过，越来越消沉。那一瞬间，心里憋了好多天的负面情绪仿佛突然间找到了出口，一下子烟消云散。

孩子出院时我又一次见到了那年轻的父亲，经过这段时间的经历，他脸上的稚气早已消失殆尽，他宽而厚的肩膀，已经可以撑起一个家庭的重量。临走时，我和他感慨孩子的勇敢，闯过了好几道关卡。他很开心，说："虽然孩子一出生就经历了这么多难关，但现在已经康复了，这一次住院对孩子来说就是一次洗礼重生。对我来说，也犹如一场重生。在这一场洗礼中，我们学会了努力向前看。"

努力向前看，洗礼重生！多好的总结啊！他在为孩子住院画上完美句号的同时，也为我指明了方向。努力向前看！这句话从此深深印刻在我的心中，让敏感、脆弱的我从此坚定步伐，不再轻言放弃。

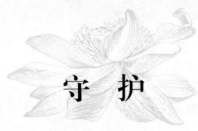

守 护

夏 青 孙雅楠

　　我把月光揉碎倾注于笔尖之上，笔下的字迹却像是生了根的花，悄然绽放。我为花开所迷，一时贪看，竟忘却了时间，思绪在此刻变得愈发模糊，带我飞去了远方。

　　依稀记得我那时初入临床，第一站去了产科6区，虽然自己在大学里就读的是助产专业，但第一次进入临床，作为新手小白的我还是不免有些慌张，尤其担心经验不足的自己不能很好地给母婴提供优质服务。于是乎，我不断地要求自己认真地学习各项操作技能，尽快地掌握产后和新生儿的护理知识，努力弥补自己存在的不足。经过一段时间的磨炼，我也迅速地成长了起来。

　　大约上午十点，一位剖宫产产妇术后返室，我按照专科护理常规去给产妇按压子宫、观察恶露量。因担心产妇疼痛，按压前我便提前告知家属及产妇按压子宫的必要性及方法，也提及了即将产生的疼痛。产妇此时正因术后阵阵宫缩痛苦不已，看见我的到来，面上三分的痛苦似化作了五分。她虽点头表示理解，但还是摇了摇我的袖子请求我不要按压，说自己从小就很怕痛，现在不按压就已是疼痛难忍，根本无法想象按压之后的自己该如何忍受。我轻拍着她的肩膀，指导她深呼吸缓解疼痛，又再次讲起了剖宫产术后的出血风险及按压子宫观察恶露的意义。

　　但是我的解释似乎并没有舒缓产妇紧绷的神经，她大口地呼着气，双手紧紧握住两侧的围栏，死死咬着牙关，额角与手背处因用力而暴起的血管清晰可见。我让她丈夫在旁陪伴安抚她，转头按了一下旁边的镇痛泵，片刻后，我想药物应该起效了，我可以进行子宫按压了。

　　可是当我的手刚触碰到她的皮肤时，她就紧张得整个人发抖，我再次告知她深呼吸放松，她丈夫也在一旁不断给她安抚。她不再发抖，情绪稍稍稳定下来，我开始按压。她由于痛得厉害，几乎是条件反射般的，"啪"地一下打在了我的手上，我的手背立马红了一片，手腕处传来阵阵火辣辣的痛感。那一下，力道不轻，疼得我眼泪都快掉出来，却又不得不忍住。

　　此时家属的注意力都在产妇身上，没有人注意到我那疼到发抖的手腕，我心里感到着实委屈，但看到产妇额头布满了汗珠，病员服也因疼痛被汗液浸湿，眼角的泪水不断滚落，我也顾不上自己疼痛的手腕，握住产妇挥动的手臂，安抚她不要叫喊和大口喘气，以免肚子胀气反倒更增加痛苦。

　　见她慢慢冷静下来，我紧接着一步一步地指导她跟着我做深呼吸，直到她的疼痛缓解、神情恢复如常后，我在登记本上记录好她的恶露情况和子宫收缩情况后，才默默退出了病房。

　　下午我去巡视病房时，这名产妇叫住了我，拉着我那褪了红的手腕，脸上布满了愧疚，不断向我道歉，并且很感谢我对她的各种指导，说对她很有帮助。听到产妇对我工作的肯定，原先的委屈早就烟消云散，取而代之的是心底油然而生的浓浓的自豪感。

　　产后第三天，我夜班。凌晨4点，原本寂静的病房里传来断断续续的哭泣声，很小声，似乎是压抑着的，我循声前去查看。还是之前那位怕痛的产妇，不过这次不是按压子宫痛，而是涨奶痛。我打开她的床头灯，摸了摸她的胸部，硬硬的，轻轻碰上去，她的眼泪就像决堤的水闸，大颗大颗连成线滚落，枕头上泪湿一片。仔细询问，她当天晚饭时喝了很油的汤水，再加上没有好好挤奶，孩子早产，吃奶的力气又不大，才成了这个情况。她拉住我的手，泪眼汪汪。

我搬了张凳子，坐在她的床边，轻柔地按摩疏通，她痛极了，却一直忍耐着，嘴唇被牙齿咬得泛白，眼泪无声地一颗颗落下，但她也再没有出现上次那般激烈的反应。我一边帮她轻轻按摩疏通，一边和她聊她的宝宝安抚着她，分散她的注意力，希望对她来说这痛苦的时间能够过去得相对快些。

十多分钟后，她说她的胀痛有了些许缓解，正巧孩子这时醒了，我帮她把孩子抱过来，一步步再次指导她如何省力地抱孩子、如何才能让孩子轻易大口地吸到奶水，她慢慢调整、尝试，直到孩子可以顺利而又满足地吸吮起来，她的脸上才慢慢恢复了先前的幸福与满足，眼见她热泪盈眶地说道："妹妹，谢谢你，你没跟我计较之前的过失，还对我这么付出，我真的很感动，谢谢你。"

"不用谢，这是我们应该做的。"我无比欣慰地笑着回答。

又是一个夜班，我的目光从窗外移回，月色终将在破晓时融于黎明，回忆渐收，我抬起头，迈步向朝霞走去，心中的步伐却比之前更加坚定，朝向默默奉献、守护生命的护理事业走去。

当你绽放笑容

王雅璇

虽已立春，空气仍旧料峭，天色并不明朗，同黄阿婆的双眸一般，乍见似有阳光，久驱不散的寒意却是深深蕴藏其间。

黄阿婆本就有抑郁症，就在年前不久，阿婆相依相伴几十年的老伴先一步离开了她。原本是如胶似漆的老两口，突如其来的形影单只，在本就生有疮痍的心上，又添了一道难愈合的伤。她的儿女本在国外，也纷纷回国来陪伴她。

住院中的她总是那么沉默，我们或是病友同她说话，很少能得到她的回应，倒也不是她的故意冷落，而是她确实提不起精神来应对外界的这些人和事。因而，发呆，成为她每天做的最多的事情。路过病房，总能瞧见她躺在床上，不怎么动弹，闭着眼睛，或是见她痴痴地望向窗外，看着暮霭沉沉的天色，一如她总是低落的心绪。我们也猜不透她在想着什么，跟家属沟通后，我们也和家属一起，落实一切可以预防她受伤或是自伤的各种措施，并要求她身边一定要有人时时陪伴。

其实黄阿婆的儿女们很是孝顺，每日来床边陪她，同她说话，给她带各样的吃食，只是似乎也不太受待见。我时常疑惑，家中儿女这般关怀的老人，她为何总是闷闷不乐呢？

"昨晚黄阿婆偷偷拿了水果刀藏在被子里，夜里巡视病房时，发现要割腕！"这消息像一声惊雷，震醒了本来因早起还有些昏沉的我。阿婆虽是沉默了些，怎么会萌生出轻生的想法？我忙去病房看她，她愈加地沉寂，本就沉郁的双眸更是如关上的窗扉——她仿佛想用一条白纱，缠满心房，并将自己锁进这心房。

她的女儿看着这样的阿婆，满是担忧，却又无可奈何。

"您方便和我聊聊阿婆的事吗？"我小心翼翼地询问阿婆的女儿。

阿婆的女儿叹了叹气，缓缓点头："可以。我妈是个很要强的人，别看她年纪大了，她以前在家是个吃苦耐劳的人，从小到大为了我们这个家忙前忙后，操了许多的心。"原来，儿女的陪伴与孝顺，成了阿婆说不出口的满心愧疚，曾经撑起家中半边天的她，如今仿若儿女的累赘，不是老来儿女绕膝的天伦之乐，自己像是那个锁着风筝的线，将儿女困在了自己的身旁，家中的大小事情，也无力帮上忙。

"阿姨，阿婆的情况，我们有些了解了。脑梗死后的病人，常常因为自己的衰弱而有抑郁的情况，您们放心，我们也会帮忙想办法的。"

我看看如同枯木躺在病床的黄阿婆，她和我外公外婆一般的年纪，真想看看阿婆的笑颜啊，我想去试着敲敲她的心房门闩。

我找到潘老师、护士长说明了黄阿婆的情况，想要汲取一些经验助力。于是，在护士长和潘老师的帮助下，一场全科室参与的"破冰"行动开始了。我们首先发动有经验的护士长和潘老师去找阿婆谈心，而我和我同龄的年轻护士们，有的给阿婆带奶茶邀请她品尝，有的给阿婆讲网上有趣的故事，早上和阿婆分享见闻，下午鼓励阿婆一起学习锻炼操，也许是对我们众志成城的"骚扰""不胜其烦"了，阿婆从起初的不回应，到渐渐打起些精神来，枯木抽芽，她偶尔也能和我们聊上几句了。"破冰"行动有了这一实质性进展，也给了我们莫大的信心。

"阿婆，我看到一个特别有趣的视频，给你也看看。"我举起手机正准备把视频放给她看，"扑哧"，黄阿婆突然笑出了声。仿佛听见寒冰碎裂的声音，一个明朗的笑容绽放在她的脸上，曾经如同瘢痕的皱纹，现在看来却像是层层叠叠绽开的花瓣，阿婆的笑颜，比想象的还要明亮。"阿婆，您还没看呢，怎么就笑了？"我愣愣地说。"你们这些姑娘啊，真是太闹人了，天天拉着我说话、活动，还要我一个阿婆喝什么奶茶，我就是个木头，也要被敲醒了。"

她说老伴走后，她突然一个人，总是空落落的，她也知道儿女都是孝顺的，可还是钻了牛角尖，总觉得自己怎么没用呢。寂寥像是一场沙尘暴，席卷而来，将她埋住。这些天，她看着儿女的陪伴更加内疚，而我们坚持不懈的开解，才一步步逼得她愿意想开、愿意放下，她不该被流沙困住啊，还有这么多人在关心她，她怎么能继续自暴自弃下去。

从那之后，黄阿婆的笑颜不再是昙花一现，仿佛是应和现在万物复苏的春日，如同春日的融融花色一般，常常绽放在她的脸庞。

当你绽放笑容，屋檐的冰凌也可消融；当你绽放笑容，阴云也挡不住破晓的天光；当你绽放笑容，暮霭也终有日升的续章。为了患者的一抹笑容，我愿做句芒之使者，愿在暗夜提起明灯，愿牵起你的手，带你看，往后仍会有瑰丽的人生。

渡口的记忆

曾　诚

我觉得，美好的故事总在记忆中。而我们的岗位就是一个和记忆有着不解之缘的岗位——临床护理。我们常常像渡人过河的艄公，陪着一批批南来北往的患者渡过生死相交的楚河汉界，待到他们康复之日，匆匆一别，我们又将返回起点等待着下一批需要渡河的人。

日复一日的折返中我们得到的又是什么呢？我们奉献着自己的青春、汗水和智谋，不分昼夜地坚守，日出而作，月伴而行，风雨同路，我们的行囊里流掉的是点点滴滴逝去的灼灼芳华，而被时光悄悄塞进了沉甸甸的回忆之蜜。

有些回忆只有我们知道，因为某些时刻患者是没有记忆的。好比皮质脑梗死的患者一过性遗忘周边的人和事，我们会把在病区走廊里迷路的他们带回病房，好好安顿，不管他们是否还记得；好比癫痫患者的一时发作，我们会在他们晃动的静脉精准地注入药物控制他们的病情，不管他们是否还记得。这些记忆他们不问，我们也不会说，因为只要等到黎明的曙光初现，他们精神百倍地醒来，告诉我们这一觉他们睡得很好就足矣，至于曾经有梦无梦，梦惊梦险，我们知道就好。有些记忆我们帮患者记得，而有些记忆我们记得了还等着要告诉其他人，让别人也从这些记忆中获得力量。

记得曾经有一位脑梗死的老伯因为肢体乏力来住院，平车送入病房，走廊上由远及近传来他咯咯的笑声和他安慰女儿的声音，他话语中有些音调高得像杜鹃的啼鸣，很是尖锐，乍一听毫无阳刚之气可言。

我边为老伯更换病员服，边追问他女儿发病时他在做什么，他女儿想想，说："他在喝酒。"

喝酒？原来如此，又是一个饮食不管不顾，还酗酒犯病的病例，是酒精的作用让他这样异常兴奋吧？我无奈地在心里对这老伯预判了一番。

他女儿接着说："他难得喝酒，今天备菜一桌，刚倒好酒，筷子还没提起来就直奔医院了。"

"啊，哦。"

在为他更换病员服时，我发现他的喉结下有一处疮痍，如同流沙吞噬万物后留下的深坑——详细追问，据老伯的女儿说那是他曾经车祸脑出血时气管切开后的瘢痕。

是气管切开后的创伤影响了他的声带，是病痛让他发出的声音变得音调尖细短暂，如同唱歌时用的假声一般。我一下子低下了头，不由得为自己先入为主的想法汗颜自责，想必他这一路走来步步啼血、悲苦万分吧，那又是什么力量让他能如此乐观地面对生活，住院了还能咯咯地笑出声来呢？

老伯的女儿继续说道："还好上一场车祸所引起的脑出血，没有夺走他生活的能力，病好之后，他到现在都还在单位正常上班呢，就是变得讲话调很高，即使有时候会讲得不清楚，但是他整个人都变得更喜欢笑了，更乐观了。"老伯的女儿提到父亲时，眼神里尽是满满的欣慰和骄傲。

哪怕这次住院又是一次重大的生命挑战，哪怕他的身体和神经系统必须第二次承受脑血管意外的巨大冲击，他仍然笑着对每一个帮助他的人说"谢谢""谢谢"，他笑着如同孩子一般请求我们打针轻一点，他笑着跟我们分享他手脚力气恢复的每一个表现。

也正如大家所期盼的，一切都好好的，这位老伯笑着住进医院，也笑着顺利出院回家了。

这样的故事，我将它深深留在了心里，把它当作指引自己乐安天命的罗盘指针，好好收藏。

一次，当我听到一位卒中后刚气切堵管的阿姨在嗷嗷地哭泣，我跑到她的跟前，看到的是她满脸泪水下的一张伤心欲绝的面庞，家属越劝，她哭得越厉害。肢体瘫痪、气管切开、经济负担，太多太多的困难压着她。

我也不知道该用什么样的语言去安慰她，只好搬来凳子坐在她身旁，握着她的手，陪着她冷静下来，然后慢慢地把上一个真实的故事告诉了她。然后只看到她歪斜的口角，逐渐不再像先前那样剧烈地抽动，眼泪不再像决堤的洪水那样不断涌下，直到她整个人都安静下来了……后来我听说这位阿姨试堵管第一次超过了三天，而以前两次堵管失败都是和她堵管能发声后情绪激动有关，因为前两次她都过于情绪激动，然后痰多、心率快、脉氧下降，又不得不为她重新打开气管切开的开口，来维持呼吸。

所以那一次，我知道了有些记忆的复制和粘贴是有意义的。后面每次经过这位阿姨的床前，只要时间允许，我都会去找她聊天，并把我知道的康复故事告诉她，有时空下来我还会邀请一两个恢复很好的患者朋友、患者长辈来跟她闲谈。配合着后期积极的治疗、康复，所幸，这位阿姨也成了我护理生涯中目睹着成功康复的典型例子。

所以，当我看到曾经垂危的患者病愈后前来复诊时，我也会为这些患者高兴，如同看到了一缕黑暗后久等的曙光，因为我可以将我看到的曙光转送给还身处黑暗泥沼的患者和他的家人们，让他们更添些坚强。所以，当我看到曾经肢体瘫痪的患者又能迈步行走，失语的患者又能发声说话，眩晕得匍匐在床角不敢动弹的患者又能自由行动，我都会陪着他们一起开心，并把这些感动一一折成纸鹤送给那些还在病痛中困苦的患者，让这些纸鹤携着出口的光亮指引他们走出荆天棘地。

所以护理这个渡口，我们还有一代代人坚守着，坚守着这个可以创造故事，珍藏善美，嫁接力量的渡口。

爱的传递

孙雅楠

爱之花开放的地方，生命便能欣欣向荣。

——梵高

听，好像有什么声音，断断续续的，在寂静的黑夜里显得格外清晰。

我循声走来，轻轻推开门，发现是赵大叔躲在被子里小声啜泣，我拍拍他，瞧见他的泪水盛满了眼眶，眼睛红红的，一看就是哭了有一段时间了。男儿有泪不轻弹，只因未到伤心处。

此时刚过凌晨4点，我巡视完病房，坐在椅子上闭目养神，困意被哭声驱走了大半，也便有了开头我去推门的那一幕。我轻轻拉开他的被子，说："大叔，您是有什么心事吗？家里是不是有什么困难？能和我们说说吗？哪怕我们帮不了您，您说出来，心里也许会好受点。"我向他投去关怀的目光，这位大叔被安排住在监护病房，当天旁边正好没有其他的患者入住。也许是现在四下无人，也许是他即将决堤的情绪真的需要一个豁口倾诉，他开始像竹筒里倒豆子一样，断断续续地诉说他的脆弱、他的无助。

约莫半小时的聊天，我了解到他是从外地来太仓打工的，这次是在工地上突发脑卒中被工友紧急送往了医院。虽然送来得很及时，也积极使用了溶栓药物，但是预后效果并不理想。他瘫痪一侧的肢体肌力一直没有改善。他的吞咽功能也逐渐减弱，只能留置胃管。屋漏偏逢连夜雨，这边病情还没稳定，在老家的母亲因雨天路滑摔了一跤，也不知伤情具体如何。他离异后无法照料孩子，家里的经济也很困难，是当地的低保户。多重打击之下，他说到此处，原本干涸的双眼又一次溢满了泪水。"我现在这个样子，还不如死了算了，一了百了，可是我的孩子，我的母亲，又该怎么办啊？我好想这一切都只是场梦，可什么时候才能梦醒啊？"

我的内心被深深触动，眼泪也不知什么时候爬上了我的眼角，我拿出纸巾擦了擦他的泪水，我暗下决心，想为他做些什么。此时天光已大亮，有病人陆续出来活动，我稍稍安抚了他，劝说他再睡会儿。他可能是累极了，也可能是情感宣泄出来后真的疲惫不堪了，他不再言语，闭上双眼，我给他拉好被子，关上了进门灯，悄悄离开。

翌日，我将我所了解到的相关情况汇报给了护士长和周主任，科室的兄弟姐妹们闻言，都自发捐款，希望能减轻一点他经济上的压力。护工团队也很暖心，自发变成了义工，照顾起他的生活起居。住院的病友们听闻此事之后，也拿出自己的零用钱给他购买营养品和食物。至于在老家的母亲，我们通过他老家的亲戚打听到，说人还好是轻伤，没有大问题，不日就能好转，后面又有他老家当地的相关部门介入，保障了对老人和孩子的基本照料。

出院前一天，我路过他的病房，告诉他明天要出院的消息，他不知怎的，突然情绪失控，我以为他是又受了什么打击，急忙从床尾快步走到床边。大叔拉住我的手，他的手背黝黑，指甲缝里夹杂着污渍，却很温暖，他说："姑娘，我家里的事，我当时就只告诉了你一个人，原本我都想好，要么去借，要么就去卖掉老房子，是你，是你们这些好心人，救我于苦难啊。你让我怎么去报答你们的恩情啊……"说着说着，他的情绪愈发激动，眼泪唰唰落下。我拍拍他的肩膀，回报他以满脸祝福的微笑，握紧了他满是粗糙老茧的手："后面回家了，要好好养身体啊，好好吃药，好好复查，不能再中风啦。至于感谢的那些话，别说了，您好好生活，就是大大的回报啦。"

出院日，他拔除了胃管，我看到了他久违的笑容，那一刻，我仿佛看到了阴霾在消散，幸福在降临，爱在汹涌澎湃中暗自传递。

当天，我和同事护送他下楼，他再一次紧紧握住我的手，又要落泪，我急忙劝住："大叔，您是个大人了，可别再哭鼻子了，羞羞脸啊。以后有困难，要说出来，社会上好心人多，大家一起想办法，总会有希望哒，别再一个人默不作声啦。"他用力地点点头，上了车后一直不停地朝我挥手。

"想过离开，当阳光败给阴霾，没想到你会拼命为我拨开；不想离开，当你的笑容绽开，这世界突然填满色彩"。假如你们迈着沉痛的脚步，缓缓地来到了我们的身边，我们会接纳你们的世界，会倾听你们的苦恼，会探索你们走过的路，一起踏着流过眼泪的阡陌，希望我们可以一起在那里留下欢声笑语。噩梦终究会醒，黑夜也终将退去，愿阳光普照之时，我们总能从你的脸上看到温馨和喜悦。